《伤寒论》经方药证对应

——临床快速精准选方技巧

邓志刚 周滢 任世彬 范志霞 著

U0285929

中国健康传媒集团

中国医药科技出版社

内 容 提 要

本书作者深耕经方治疗疑难病多年，总结出一套有效且易于掌握的方证、药证辨证治疗体系。该体系忠于《伤寒论》本身的条文原意，不需要过多玄妙理论解释，具有精准靶向、快捷速效的特点，并经作者及其门徒或者同行受益者大量临床验证：在药证方证对应的前提下，每能收获桴鼓之效。本书分三大部分：条文药证临床运用思想架构、条文药证解析和药证方证医案，集理法方药于一体，既有理论架构，又有药证总结，更有真实有效的案例验证，使读者能够按图索骥，快速上手。适合中医各级临床工作者、经方爱好者及经方科研工作者和中医药院校师生阅读学习。

图书在版编目（CIP）数据

《伤寒论》经方药证对应：临床快速精准选方技巧 / 邓志刚等著 . —北京：中国医药科技出版社，2024.6（2024.12 重印）

ISBN 978-7-5214-4673-9

Ⅰ . ①伤… Ⅱ . ①邓… Ⅲ . ①《伤寒论》 Ⅳ . ① R222.2

中国国家版本馆 CIP 数据核字（2024）第 106614 号

美术编辑　陈君杞

版式设计　也 在

出版　**中国健康传媒集团** | 中国医药科技出版社

地址　北京市海淀区文慧园北路甲 22 号

邮编　100082

电话　发行：010-62227427　邮购：010-62236938

网址　www.cmstp.com

规格　710×1000mm ¹/₁₆

印张　13 ³/₄

字数　237 千字

版次　2024 年 6 月第 1 版

印次　2024 年 12 月第 2 次印刷

印刷　河北环京美印刷有限公司

经销　全国各地新华书店

书号　ISBN 978-7-5214-4673-9

定价　**69.00 元**

获取新书信息、投稿、为图书纠错，请扫码联系我们。

前　言

《伤寒论》的解读众说纷纭，历代医家的注解更是各放异彩，但有些解释太过复杂，就会让后学不容易接近仲景的本意，更不利于医生快捷精准地运用于临床。

任何知识的发挥和进步，都是建立在前人的积累之上，中医更是如此。我学习吉益东洞的《药征》之时，发现其通过条文对比的方法，找到药物对应的症状描述，虽有些许靶向含糊之处，但这个"找寻药证"的思路不失为一种非常好的学习方法！胡希恕先生对《伤寒论》29 条的注解，"'以复其阳'是复津液"，让我茅塞顿开，解开了我心中对《伤寒论》很多条文理解的谜团。上海翁骁炜老师对三阳病六经模型的部位解读及炙甘草、黄连等药证的认识，又让我眼前一亮。

在上述医者的启发下，我重新学习理解了几遍《伤寒论》原文，逐渐形成了一套属于自己的独特自洽理论。中医不仅是一种理论知识，更是一门实践医学，实践是检验真理的唯一标准。作为一名临床大夫，能够通过理论解决实际问题，才是学习的最终目标。庆幸的是，我之后几年的临床实践，极大地验证了这套理论的实效性。这些源于实践的临床认知，可能仍然存在不足，但本着不藏私，能经得起实践检验的知识才是真理的原则，把我所学、所用所思都毫无保留地写出来，供同道学习、检验、指正。同时，感谢上述经方大家对我的启发和指引，使得经方在我的临床实践中大放异彩！

特别要注意的是，学习总结"《伤寒论》条文药证"时，应当尊重《伤寒论》条文本身的描述，在六经框架下精准使用方证药证。基于条文药证方证的六经辨治思路，简洁清晰，选方快捷，不需要过多玄妙的理论解释，即能达到精准治疗的效果，更有利于临床使用与传承。特别强调，此书中的"药证"是《伤寒论》条文中字里行间指向的药证，不是《神农本草经》或《名医别录》的药物功效！

还要注意的是，我们学习《伤寒论》的条文所总结出来的"条文药证"，它并不一定是单一性的，即同一症状可以涉及多个药物，而一个药物也可能对应多个症状；它更不是孤立的药物作用！所以在此特别强调：临床上我们必须收集完整的四诊资料，灵活运用药证指引，在六经框架下使用方证药证，这样才能精准辨证，有效选方用药。我们学习总结条文药证的目的是快速准确地对应患者的症状群，找到可能会选择的药物，这样就可先快速推断出大致类方，然后在六经框架下，结合整体的方证所适宜的症状群，再快速选出最适合该患者的经方。换句话说，学好《伤寒论》条文药证，是为了帮助我们快速选择方证，而方证必须在六经的框架下精准使用！

由于各人的思维模式差异，本书的思想内容难免有诸多地方与他人的学术思想发生碰撞，请读者以包容的心态来看待，以实践作为检验标准来评判。书中案例是我真实案例的原始记载，关于剂量的使用，完全是基于患者当时的综合状况，结合个人认知的实践总结，请同道在临床使用过程中，根据患者的具体情况斟酌灵活使用。

但愿本书能让读者开卷有益，哪怕能有些许启发，也算是为经方的使用发挥做些贡献，吾心尤慰！

邓志刚

2023 年 4 月于重庆璧山

目　录

《伤寒论》"条文药证"临床运用的思想架构

第一节　《伤寒论》临床选方依据——脉证并治 ……………… 2

第二节　顺应机体自我解病趋势——随证治之 ……………… 2

第三节　《伤寒论》条文药证对应方法和逻辑 ……………… 3

第四节　活用"条文药证"——扩大经方使用范围 ……………… 4

第五节　六经合病并病的治疗次序 ……………………………… 5

　　一、合病 ………………………………………………………… 6

　　二、并病 ………………………………………………………… 7

　　三、三阴病的急症要依轻重缓急 …………………………… 10

第六节　有是证用是药 ……………………………………………… 10

《伤寒论》药证解析与常用脉证

第一节　《伤寒论》药证解析 ………………………………………… 14

桂枝	……… 14	干姜	……… 20
芍药	……… 15	生姜	……… 20
甘草	……… 16	细辛	……… 21
大枣	……… 17	吴茱萸	……… 22
麻黄	……… 17	柴胡	……… 22
附子	……… 18	半夏	……… 23
乌头	……… 19	陈皮	……… 24

黄芪 ……………………… 24　　地黄 ……………………… 40

白术 ……………………… 25　　当归 ……………………… 40

茯苓 ……………………… 26　　杏仁 ……………………… 41

猪苓 ……………………… 27　　五味子 …………………… 42

泽泻 ……………………… 27　　桔梗 ……………………… 42

滑石 ……………………… 28　　葶苈子 …………………… 43

防己 ……………………… 28　　水蛭 ……………………… 44

葛根 ……………………… 29　　乌梅 ……………………… 44

栝楼根（天花粉）………… 29　　薏苡仁 …………………… 45

黄连 ……………………… 30　　赤小豆 …………………… 45

黄芩 ……………………… 31　　茵陈蒿 …………………… 45

栀子 ……………………… 32　　白头翁 …………………… 46

大黄 ……………………… 33　　淡豆豉 …………………… 46

芒硝 ……………………… 34　　酸枣仁 …………………… 47

厚朴 ……………………… 34　　赤石脂 …………………… 47

枳实 ……………………… 35　　甘遂 ……………………… 48

瓜蒌 ……………………… 35　　大戟　芫花 ……………… 48

薤白 ……………………… 36　　龙骨　牡蛎 ……………… 48

石膏 ……………………… 36　　黄连　人参 ……………… 49

知母 ……………………… 37　　瓜蒂 ……………………… 49

人参（党参）……………… 38　　粳米 ……………………… 49

阿胶 ……………………… 39　　射干 ……………………… 50

第二节　《伤寒论》常用脉证 ……………………………………………… 50

药证方证医案

第一节　呼吸系统疾病 ……………………………………………………… 54

　一、咳嗽 …………………………………………………………………… 54

　　　　小青龙汤证 ·· 54

　二、过敏性肺炎 ··· 55

　　　　桂枝茯苓丸证、甘草干姜汤证、小青龙加石膏汤证、橘枳姜汤证、

　　　　竹叶石膏汤证 ·· 55

　三、呼吸衰竭 ··· 59

　　　　真武汤证 ·· 59

　四、肺癌 ··· 61

　　　　厚朴麻黄汤证 ·· 61

　　　　附子汤证 ·· 62

第二节　循环系统疾病 ··· 64

　一、心动过速 ··· 64

　　　　桂枝茯苓丸证 ·· 64

　　　　苓桂术甘汤证 ·· 65

　　　　茯苓甘草汤证 ·· 67

　　　　柴胡桂枝干姜汤证 ·· 70

　二、高血压 ··· 71

　　　　真武汤证 ·· 71

　　　　茯苓泽泻汤证 ·· 72

　三、冠心病 ··· 74

　　　　枳实薤白桂枝汤证、瓜蒌薤白半夏汤证、薏苡附子散证 ········ 74

　四、频发性室性早搏 ··· 75

　　　　柴胡加龙骨牡蛎汤证、苓桂术甘汤证 ······················ 75

　五、充血性心力衰竭 ··· 78

　　　　真武汤证 ·· 78

　六、肥厚型心肌病 ··· 80

　　　　苓桂术甘汤证 ·· 80

第三节　消化系统疾病 ··· 81

　一、消化不良 ··· 81

外台茯苓饮证 …………………………………………… 81

理中汤证 …………………………………………………… 82

二、恶心呕吐 …………………………………………………… 83

　　小半夏加茯苓汤证 ………………………………………… 83

三、反流性食管炎 ……………………………………………… 84

　　生姜泻心汤证 ……………………………………………… 84

　　茯苓泽泻汤证 ……………………………………………… 85

四、胆汁反流性胃炎 …………………………………………… 86

　　茯苓泽泻汤证 ……………………………………………… 86

　　生姜泻心汤证 ……………………………………………… 89

　　吴茱萸汤证 ………………………………………………… 90

　　外台茯苓饮证 ……………………………………………… 91

五、萎缩性胃炎 ………………………………………………… 92

　　黄连汤证、理中汤证、茯苓饮证 ………………………… 92

六、腹胀 ………………………………………………………… 95

　　厚朴三物汤证 ……………………………………………… 95

七、腹痛 ………………………………………………………… 96

　　真武汤证 …………………………………………………… 96

　　黄连汤证 …………………………………………………… 97

八、腹泻 ………………………………………………………… 98

　　理中汤证 …………………………………………………… 98

　　黄芩加半夏生姜汤证 …………………………………… 100

　　乌梅丸证 ………………………………………………… 100

九、便秘 ……………………………………………………… 103

　　白虎加人参汤证 ………………………………………… 103

　　麻子仁丸证 ……………………………………………… 104

十、肛门坠胀 ………………………………………………… 104

　　四逆散证 ………………………………………………… 104

第四节　泌尿系统疾病 ·· 105

一、膀胱炎 ··· 105

　　栝楼瞿麦丸证、真武汤证 ··· 105

二、水肿 ··· 107

　　越婢汤证 ·· 107

　　越婢加术汤证 ·· 107

　　防己茯苓汤证 ·· 108

第五节　内分泌和代谢性疾病 ·· 109

一、甲状腺功能亢进症 ·· 109

　　桂枝茯苓丸合抵当汤证 ·· 109

二、甲状腺功能减退症 ·· 110

　　小柴胡汤＋当归芍药散证 ·· 110

　　当归四逆加吴茱萸生姜汤 ·· 111

三、糖尿病 ··· 112

　　白虎加人参汤证 ·· 112

第六节　风湿性疾病 ··· 113

一、类风湿关节炎 ·· 113

　　桂枝芍药知母汤证 ·· 113

二、痛风 ··· 115

　　甘草附子汤证 ·· 115

第七节　神经精神系统疾病 ··· 116

一、头痛 ··· 116

　　吴茱萸汤证 ··· 116

　　真武汤证 ·· 117

　　五苓散证合桂枝茯苓丸证 ·· 118

二、眩晕 ··· 119

　　苓桂术甘汤证 ·· 119

苓桂术甘汤合五苓散证 ·························· 120

苓桂术甘汤 + 真武汤证 ························· 121

苓桂术甘汤合吴茱萸汤证 ······················ 123

茯苓泽泻汤 ·································· 124

泽泻汤证 ···································· 125

真武汤证 ···································· 126

桂枝茯苓丸证 ································ 127

五苓散证 ···································· 128

三、脑梗死 ····································· 129

续命汤证 ···································· 129

四、失眠 ······································· 131

柴胡桂枝干姜汤证 ···························· 131

柴胡加龙骨牡蛎汤证 ·························· 133

酸枣仁汤证 ·································· 135

茯苓四逆汤证 ································ 136

桂枝茯苓丸证 ································ 137

五、神经官能症 ································· 138

桂枝加桂汤证 ································ 138

六、双相情感障碍 ······························· 139

柴胡加龙骨牡蛎汤 + 甘麦大枣汤证 ··············· 139

吴茱萸汤 + 甘麦大枣汤证 ······················ 140

七、帕金森综合征 ······························· 142

柴胡加龙骨牡蛎汤证 ·························· 142

八、共济失调 ··································· 143

真武汤证 ···································· 143

第八节　骨科疾病 ······························ 144

一、颈椎病 ····································· 144

黄芪桂枝五物汤证 ···························· 144

葛根汤证 ···································· 145

二、腰椎间盘突出症 ·················· 146

　　八味肾气丸证 ·················· 146

　　甘草附子汤证 ·················· 147

三、膝关节炎 ······················ 148

　　甘草附子汤证 ·················· 148

　　术附汤证 ······················ 149

第九节　妇科疾病 ·················· 150

一、月经量少 ······················ 150

　　当归芍药散证 ·················· 150

二、崩漏 ·························· 151

　　当归芍药散证 ·················· 151

三、痛经 ·························· 152

　　黄芩汤证 ······················ 152

　　当归四逆加吴茱萸生姜汤证 ······ 153

四、闭经 ·························· 154

　　桂枝茯苓丸证 ·················· 154

五、多囊卵巢综合征 ·················· 155

　　抵当汤合桂枝茯苓丸证 ·········· 155

六、经行头痛 ······················ 157

　　桃核承气汤证 ·················· 157

七、乳腺结节 ······················ 158

　　柴胡桂枝干姜汤证 ·············· 158

第十节　男科疾病 ·················· 159

一、前列腺炎 ······················ 159

　　猪苓汤证 ······················ 159

二、阳痿 ·························· 160

　　天雄散＋桃核承气汤证 ·········· 160

第十一节 儿科疾病 ··· 161

一、小儿咳嗽 ··· 161

　　五苓散证 ·· 161

　　小青龙汤证 ·· 162

二、小儿厌食症 ··· 163

三、肠系膜淋巴结肿大 ·· 164

　　黄连汤证 ·· 164

第十二节 皮肤科疾病 ··· 165

一、汗疱疹 ··· 165

　　越婢加术汤证 ·· 165

二、荨麻疹 ··· 166

　　甘草泻心汤证 ·· 166

　　麻黄连翘赤小豆汤证 ·· 168

三、脓肿 ··· 169

　　薏苡附子败酱散证 ·· 169

四、特异性皮炎 ··· 170

　　麻黄连翘赤豆汤证 ·· 170

五、结节性红斑 ··· 171

　　排脓汤、排脓散证 ·· 171

六、类天疱疮 ··· 173

　　麻黄连翘赤豆汤证 ·· 173

七、毛囊炎 ··· 174

　　越婢加术汤证 ·· 174

第十三节 五官科疾病 ··· 175

一、咽喉炎 ··· 175

　　茯苓杏仁甘草汤合橘枳姜汤证 ···································· 175

　　半夏厚朴汤加威灵仙证 ·· 176

　　桂枝茯苓丸加半夏证 ·· 177

　　　　甘草干姜汤证 ·· 178

　　　　排脓汤排脓散证 ···································· 179

　　二、鼻窦炎 ··· 180

　　　　小柴胡汤合排脓汤证 ······························ 180

　　　　柴胡桂枝干姜汤证 ································· 182

　　三、过敏性鼻炎 ··· 183

　　　　小青龙汤证 ··· 183

　　四、鼻甲肥大 ·· 184

　　　　越婢加术汤证 ·· 184

　　五、喉头水肿 ·· 185

　　　　越婢加术汤证 ·· 185

　　六、干眼症 ··· 187

　　　　五苓散证 ·· 187

第十四节　其他病证 ·· 188

　　一、手心烫 ··· 188

　　　　三物黄芩汤证 ·· 188

　　二、口苦 ··· 189

　　　　小柴胡汤证 ·· 189

　　三、舌炎 ··· 190

　　　　白虎加人参汤 ·· 190

　　四、牙龈炎 ··· 191

　　　　排脓汤 ·· 191

　　五、肛门出血 ·· 192

　　　　赤豆当归散证 ······································· 192

　　六、胁痛 ··· 193

　　　　小柴胡汤证 ··· 193

　　　　柴胡桂枝干姜汤 ····································· 194

　　七、腰痛 ··· 195

　　　　术附汤证 ··· 195

八、背痛 ································ 196
　　附子汤证 ···························· 196

九、手麻木 ······························ 197
　　乌头桂枝汤证 ························ 197

十、发热 ································ 199
　　小柴胡汤证 ·························· 199

十一、身痛 ······························ 200
　　麻杏薏甘汤证 ························ 200
　　新加汤证 ···························· 201

十二、易饥饿 ···························· 202
　　抵当汤证 ···························· 202

十三、汗证 ······························ 202
　　桂枝加附子汤证 ······················ 202
　　芪芍桂酒汤证 ························ 203

《伤寒论》『条文药证』临床运用的思想架构

提要

第一节　《伤寒论》临床选方依据——脉证并治

第二节　顺应机体自我解病趋势——随证治之

第三节　《伤寒论》条文药证对应方法和逻辑

第四节　活用『条文药证』——扩大经方使用范围

第五节　六经合病并病的治疗次序

第六节　有是证用是药

第一节 《伤寒论》临床选方依据——脉证并治

古往今来，形成疾病的原因纷繁复杂，而细菌、病毒等病原体更是多如牛毛，《伤寒论》对疾病的描述侧重于症状反应及脉诊上，再给出对应的经方治疗。即使是同一致病因素，不同的人，或同一个人不同的阶段感受外邪，都会表现出不同的症状。

如《伤寒论》13 条："太阳病，头痛发热，汗出恶风，桂枝汤主之。"症状表现是头痛发热，汗出，怕风，对应的脉象是脉浮缓，虽然脉浮，但是脉管不太充盈，用方是桂枝汤固护津液而小发汗；而《伤寒论》35 条："太阳病，头痛发热，身疼腰痛，骨节疼痛，恶风无汗而喘者，麻黄汤主之。"症状表现是头痛、身疼、腰痛、骨节疼痛等诸多疼痛，也发热恶风，但是却无汗、喘，对应的脉象是脉浮紧，同样的脉浮，脉管却很紧，充盈，津液非常充沛，所以用麻黄汤打开毛孔发汗。这里明显看出，《伤寒论》更多的侧重于症状反应与脉诊，并对应给出方药。

第二节 顺应机体自我解病趋势——随证治之

当人体感受外邪侵袭后，机体会主动表现出抗病趋势，同样以《伤寒论》35 条为例，不管是风邪、寒邪，或者是甲型流感病毒、新型冠状病毒，当人体的津液充足（处于太阳状态）的时候，机体会调动津液去抗病驱邪，这个时候大量的津液就会聚集充斥于体表（头部、项背、四肢），津液充足想冲出体表，而这个时候毛孔却是封闭着的，所以就会头痛、身疼、腰痛、骨节疼痛，无汗发热。既然机体表现出想通过出汗而解除疾病的趋势，即汗解（上解）模式，那么仲景就顺应机体的解病趋势，与麻黄汤，以麻黄打开毛孔（麻黄还有"诸痛"的药证），桂枝制约麻黄心悸胸闷的副作用（条文药证推断另有篇幅，此处略过），杏仁与麻黄均可以平喘，一两小剂量炙甘草这里是"和事佬"的作用，防止发汗过度（避免抗病过度，正邪不分，相当于西医的免疫过激）。可见 35 条的麻黄汤就是顺应机体的抗病趋势——汗解（上解）。

我们再来看28条："服桂枝汤，或下之，仍头项强痛，翕翕发热无汗，心下满，微痛，小便不利者，桂枝去桂加茯苓白术汤主之。"这条可以看出，人体感受外邪后，用桂枝汤小发汗，或者用下法，外证没有被解掉，仍然头项强痛、翕翕发热、无汗。这里的无汗，与麻黄汤证或葛根汤证的津液充足而毛孔闭塞不出汗是截然不同的，是汗法后又用了下法，津液匮乏了，所以无汗了，机体自然没有更多的津液来汗解（上解），出现了心下满胀，微痛，同时有小便不利的症状，表现出想从下面（特别是从小便解的模式）解病的趋势。无汗出的症状表现，仲圣就去掉桂枝汤中的桂枝（汗出、胸满、恶风、气上冲等，是桂枝证），心下满，就加了白术（心下痞满、肿、重等，白术证）；小便不利，加茯苓（小便不利、头昏、肌肉跳动、身眴动等对应茯苓证）；心下痛对应芍药证。28条就是顺应机体欲下解的趋势，选用下解的经方治疗，疾病得以痊愈。

第三节 《伤寒论》条文药证对应方法和逻辑

临床中经常会碰到一些疑难杂症患者，表述一大堆症状，医生选方时难免犹豫不决，探源病因，病机分析，耗费我们大量时间，有时自觉分析精当，而临床效果或许未尽如人意。我们通过《伤寒论》条文的横向比对，准确推断出《伤寒论》"条文药证"（它不是中药学的药物功效，而是《伤寒论》特有的症状对应的药证），通过主症对应相应的"条文药证"，在六经框架下快速精准选方，可以取得较好且比较迅速的疗效。

"条文药证"的推断依据来源于《伤寒论》本身，在治疗效果上，我多年临床验证，收效较好。

因为"条文药证"较多，在此我就不占用太多篇幅累赘叙述，我们后面会有单独的篇章叙述，这里我随便以临床常用的"茯苓""白术"举例向大家说明。

67条：伤寒，若吐若下后，心下逆满，气上冲胸，起则头眩，脉沉紧，发汗则动经，身为振振摇者，茯苓桂枝白术甘草汤主之。

82条：太阳病发汗，汗出不解，其人仍发热，心下悸，头眩，身眴动，振振欲擗地者，真武汤主之。

这两条的方证都可以治疗头眩，即头昏目眩，而这两个经方的共同药物就是茯苓、白术，那么可以推断，茯苓白术可以有头昏目眩的"条文药证"（或谓治疗作用），《金匮要略·痰饮咳嗽病脉证并治第十二》第30条："卒呕吐，心下痞，膈间有水，眩悸者，小半夏加茯苓汤主之。"方证中有眩（头昏目眩）的症状，半夏、生姜这两个药证，在《金匮要略·呕吐哕下利病脉证治第十七》第12条："诸呕吐，谷不得下者，小半夏汤主之。"可以看出，半夏、生姜有呕吐的条文药证，《伤寒论》172条："太阳与少阳合病，自下利者，与黄芩汤，若呕者，黄芩加半夏生姜汤主之。"更加指明，呕吐是半夏证、生姜证。那么，小半夏加茯苓汤中，治疗眩悸（即头昏目眩）的药证，就是茯苓了。而316条："少阴病，二三日不已，至四五日，腹痛，小便不利，四肢沉重疼痛，自下利，其人或咳，或小便利，或下利，或呕吐者，真武汤主之。"这里真武汤的"四肢沉重疼痛"的沉重，更指向白术证。《金匮要略》的《近效方》术附子汤治"风虚头重眩，苦极，不知食味，暖肌补中，益精气"，也是治疗头很重的眩晕，白术证就是身重头重（白术证还有心下痞满的药证，详见桂枝去桂加茯苓白术汤和五苓散方证；肿，甘草附子汤中的身微肿者）。

我们以临床举例，来了一个患者，主诉头晕头重，心下痞胀，然后体位改变则眩晕加重，有气上冲的感觉，站立不稳，脉象比较沉，紧而有力，那么我们可以迅速想道：头晕茯苓证，头重身重白术证，心下痞胀也是白术证，气上冲桂枝证，这里的脉沉而紧，是有水饮。（《金匮要略·水气病脉证并治第十四》10条：脉得诸沉，当责有水，身体肿重。水病脉出者死。）可以迅速推断出苓桂术甘汤，方证与脉诊也符合苓桂术甘汤条文，临床上这种情况下，一般一剂药就疗效明显。

同样来了一个病人，也叙述头昏目眩，站立不稳，同样的头重、身重，但是没有气上冲胸，却诉腹痛、腿肿且骨头按压疼痛，小便黄少，恶心呕吐，脉象沉微，我们就会想到：头昏目眩茯苓证，小便不利也是茯苓证，头重身重、腿肿白术证，腹痛芍药证（没有气上冲胸，就不会想到桂枝证了），下肢骨头疼痛是附子证，恶心呕吐生姜证，这里脉沉是有水饮，脉微是少阴病附子脉证，如此"条文药证"很快推断出真武汤，方证、脉诊相符，临床上自然迅速见效。

第四节　活用"条文药证"——扩大经方使用范围

临床上来就诊的患者，他不会按照书上罗列的症状来迎合条文的，这应该也是很多刚参加临床工作的年轻医生的困惑。如果我们熟悉了《伤寒论》的"条文药证"，并灵活运用，那么这个问题就迎刃而解了。

《伤寒论》"条文药证"有许多是多元化的，即一味药有多个药证。我们以桂枝为例。

《伤寒论》12 条：太阳中风，脉阳浮而阴弱，啬啬恶寒，淅淅恶风，翕翕发热，鼻鸣干呕者，桂枝汤主之。这里桂枝证有发热，恶寒，恶风。

《伤寒论》13 条：太阳病，头痛发热，汗出恶风者，桂枝汤主之。这里桂枝证另外有头痛，汗出。

《伤寒论》15 条：太阳病，下之后，其气上冲者，可与桂枝汤。这里桂枝证有气上冲。

《伤寒论》21 条：太阳病下之后，脉促胸满者，桂枝去芍药汤主之。

《伤寒论》64 条：发汗过多，其人叉手自冒心，心下悸，欲得按者，桂枝甘草汤主之。这里的桂枝证有胸满胸闷（桂枝去芍药汤治疗胸满，说明桂枝治胸闷是不能与芍药同用的）。

我们大致可以看出，桂枝证有：发热，头痛，汗出，恶寒，恶风，气上冲，胸闷。

那么刚才讲的眩晕病人，他有头昏目眩的茯苓证，心下痞胀的白术证，没有气上冲的感觉，但是有怕冷或怕风，或者既没有气上冲，也没有恶寒怕风，但是有汗出，或者有胸闷这些桂枝证，我们同样使用苓桂术甘汤，效果一样的好。

又比如，一个病人有胸胁胀满、往来寒热的柴胡证，心烦易怒的黄芩证，口干口渴的花粉证，不恶心呕吐就没有半夏、生姜证，有头汗出的桂枝证，那么我们很快就锁定了柴胡桂枝干姜汤，当然临床效果肯定是有的。但是患者有胸胁胀满、心烦口渴，没有"但头汗出"，却有"气上冲胸"的桂枝证，或者有头痛、恶风或胸闷的桂枝证，选用柴胡桂枝干姜汤，一样的效果明显，这就是灵活运用"条文药证"扩大经方适应症状的个人体会。

第五节　六经合病并病的治疗次序

当临床上遇到复杂的疑难杂症的时候，出现许多繁杂的症状，如合病并病出现，仅靠"条文药证"推断选方是不够精准的，而且让你无从下手，这个时候就要靠六经框架来指导我们选方。

先来看三阳病的合病与并病。

一、合病

我们先来看《伤寒论》条文中的合病，《伤寒论》描述合病的条文主要出现在三阳病篇里面，多以津液状态的变化来描述症状情况，再给出选方用药。

《伤寒论》32条："太阳与阳明合病者，必自下利，葛根汤主之。"这里仲景没有用合方，就用了太阳病的经方葛根汤，因为本条没有出现口渴这种津液损伤的症状，太阳阳明合病，就直接治疗太阳病。

25条：服桂枝汤，大汗出，脉洪大者，与桂枝汤，如前法。

26条：服桂枝汤，大汗出后，大烦渴不解，脉洪大者，白虎加人参汤主之。

从这两条对比来看：都是太阳病桂枝汤证，用了桂枝汤后外证仍在，都合病有脉洪大的阳明病（脉洪大是阳明脉证），但是25条阳明病不太重，只有脉洪大，没有津液丢失的口渴症状，还是继续用太阳病的经方桂枝汤解太阳病；26条阳明病较重，不仅是脉洪大，还出现了"大烦渴不解"的津液损伤状态，就选择治疗阳明病，用了阳明病经方白虎加人参汤。说明仲景治疗太阳阳明合病，阳明病较重的时候，一定要先治阳明，把津液补充起来，如果阳明病症状不重，那么就直接治疗太阳。

172条："太阳与少阳合病，自下利者，与黄芩汤；若呕者，黄芩加半夏生姜汤主之。"这条可以看出，仲景治疗太阳少阳合病的时候，取少阳，用了少阳病经方黄芩汤。少阳病提纲证263条："少阳之为病，口苦，咽干，目眩也。"咽干，说明少阳病有津液损伤。所以265条明示，少阳不可发汗，不能用麻黄汤、葛根汤、桂枝汤这些太阳病经方，如果用了发汗剂，会损伤津液，就会成为坏病。

再来看219条："三阳合病，腹满身重，难以转侧，口不仁，面垢，谵语，遗尿，发汗则谵语，下之则额上生汗，手足逆冷，若自汗出者，白虎汤主之。"这里可以看出，三阳合病如果阳明病明显，就选择治疗阳明病对应的经方，同样不能用太阳病的经方，汗法会损伤津液，出现谵语等严重症状。

所以临床上，复杂的三阳病的合病症状出现的时候，按照《伤寒论》条文的明确指示：津液损伤的时候，合病一定要首先顾护津液，不能轻易使用太阳病汗法的经方！而且津液损伤的症状解决了，可能其他问题也同时一并解决了。

我用临床案例举例说明一下，一成年女性，感冒后咳嗽半个月，曾服用西药的止咳化痰药和抗生素，没有效果，转投中医治疗，服几剂中药后症状仍然没有改善，经他人推荐来我处就诊，来时患者手里拿着水杯，我问她口渴吗？她回答说："不渴，但是不一会儿就感觉咽喉干裂，好像布满灰尘一样的感觉，剧烈咳嗽，可以咳嗽到眼泪都流出来，喝点儿水润一下喉，就会缓解一会儿，最近出汗多，轻微怕冷。"这个患者的咳嗽，非常明显是因为咽喉干裂引起的刺激性咳嗽，要解决咳嗽，就是要治疗咽中干！根据三阳病津液状态判断，她表现为咽干的局部津液匮乏状态，我根据 29 条的"咽中干，烦躁吐逆者，作甘草干姜汤与之，以复其阳"，胡希恕先生讲"这里的阳，就是津液"，我深表认同！说明甘草干姜汤可以补充局部津液，以复其阳！于是处以 2 剂甘草干姜汤原方（取仲景 2/3 剂量，一两计算 10g，即：炙甘草 40g，干姜 20g，1 天 1 剂，分 2 次服用），第二天患者特来告知，喝了一次药（即一服，半剂）不久，咽喉干裂感大减，刺激性咳嗽也没有了，我让她把剩下的一剂喝完，不用再服药了。本案属太阳少阳合病（畏寒 – 太阳病、咽干 – 少阳病），津液状态有相对不足，从咽中干津液匮乏入手，一个甘草干姜汤就解决了患者的问题。

二、并病

我们再来看《伤寒论》关于并病的描述，发现《伤寒论》里面并病更多是描述不同部位的症状反应，采用分步治疗的方法如下。

《伤寒论》48 条："二阳并病，太阳初得病时，发其汗，汗先出不彻，因转属阳明，续自微汗出，不恶寒，若太阳病证不罢者，不可下，下之为逆，如此可小发汗……"条文中可以看出，太阳病用了汗法，但是外证没有解掉，太阳病证不罢，同时转属阳明了，不恶寒是阳明。这种太阳、阳明并病情况下，必须先治太阳病（如：头痛，项背强痛，身痛），用太阳病小汗法治疗，太阳病症状没有了，再治阳明症状，否则就会成为坏病。《伤寒论》220 条有明示："二阳并病，太阳证罢，但发潮热，手足漐漐汗出，大便难而谵语者，下之则愈，宜大承气汤。"条文指出，太阳证罢，只剩阳明病表现了，才可以用下法治疗阳明病。这里的潮热、手足漐漐汗出、谵语，都是阳明病的表现，所以用大承气汤治疗阳明病。从这两条举例可以看出，仲景治疗太阳阳明并病，先治太阳病，没有太阳病症状后再治阳明病。

我们再来看《伤寒论》99条："伤寒四五日，身热恶风，颈项强，胁下满，手足温而渴者，小柴胡汤主之。"这是一个多部位症状的治疗范例，可以看作太阳少阳并病的治法，身热、恶风、颈项强是太阳病，头身、颈项，部位属表；胁下满是少阳病，胸胁满是柴胡证（条文中所有带柴胡的经方都可治疗胸胁满），手足温是黄芩证（小柴胡汤和三物黄芩汤都治疗四肢苦烦热，共同药物就是黄芩，黄芩治疗手足热，我们临床常验证具有显效），本条太阳、少阳症状俱在，仲圣直接治疗少阳病，不管太阳，显然古人发现多部位发病要先解决胸胁问题！

我们再看231条："阳明中风，脉弦浮大而短气，腹都满，胁下及心痛，久按之气不通，鼻干不得卧，嗜卧，一身及面目悉黄，小便难，有潮热，时时哕，耳前后肿，刺之小差，外不解。病过十日，脉续浮者，与小柴胡汤。"232条："脉但浮，无余证者，与麻黄汤。"康平本《伤寒论》231、232是一条，这又是一个多部位症状的疾病，皮肤面目发黄、鼻腔发干、耳前后肿、腹部胀满等，而脉诊中脉弦是少阳脉，脉浮是太阳脉，脉大是阳明脉；部位及症状：胁下是柴胡证少阳病，潮热是阳明病，这里的腹满也属阳明病（如白虎汤、大承气汤的腹满也是阳明病的症状），一身及面目发黄是太阳病表证。这些三阳并病形式存在复杂的症状群。仲景明示：先用小柴胡汤治疗胸胁症状（少阳病），等待胸胁痛（柴胡证）、干哕（半夏生姜证）、鼻干（黄芩证）、耳前后肿及嗜卧（小柴胡汤整体方证），这些少阳病症状都消除了，就是条文所说的"脉但浮，无余证者"，只剩下"一身及面目悉黄"的太阳病了，再用麻黄汤治疗发黄。潮热腹满可能随之而解，如果还有潮热腹满大便难，可用大承气汤下之则愈。231、232条明示：出现三阳并病、多部位症状的复杂病情，要先解决胸胁问题，再治疗太阳病、阳明病。

我们再来看《伤寒论》104条："伤寒十三日不解，胸胁满而呕，日晡所发潮热，已而微利，先宜服小柴胡汤以解外，后以柴胡加芒硝汤主之。"这条的胸胁满是柴胡证，呕吐是半夏生姜证，属于少阳病。日晡潮热是芒硝证，属于阳明病。本条也是少阳阳明并病的多部位症状的复杂病况，仲圣也是用小柴胡汤先治疗少阳病胸胁满，再用芒硝下之（柴胡加芒硝汤可以看成阳明病经方，芒硝可以治疗阳明病的谵语）治疗阳明潮热。

另外，仲景把有些"心下"部位的症状也归于少阳病，特录《伤寒论》条文举例说明，供大家参考。

《伤寒论》142条："太阳与少阳并病，头项强痛，或眩冒，时如结胸，心下痞硬者，当刺大椎第一间、肺俞、肝俞，慎不可发汗；发汗则谵语；脉弦，五日谵语不止，当刺期门。"这里头项强痛是太阳病，心下痞硬从条文描述推断，应该就是少阳病了。同样明示，不能先治疗太阳病（慎不可发汗），用针灸先治疗少阳病。

《伤寒论》171 条："太阳少阳并病，心下硬，颈项强而眩者，当刺大椎、肺俞、肝俞，慎勿下之。"同样的，心下硬推断是少阳症状，颈项强是太阳症状，先针刺治疗少阳症状，强调绝不能用下法。

仲景治疗多部位症状群（推断为并病）都是先解决胸胁症状，再治疗太阳病、阳明病的症状。我们在临床上碰到复杂的、多部位的症状群的时候，按照仲景先后治疗法则，每多获效。

下面举例说明。曾治 75 岁的王姓老妪，患肺癌伴骨转移 3 年（一直西医靶向治疗），最近因为头身痛伴每日夜间低热，心烦，干哕，腹胀，不欲饮食，在当地的三甲医院住院治疗，但是住院 1 周了，仍然每日夜间发热 38℃左右。因我曾以 3 剂吴茱萸汤治愈其女儿 5 年的头痛顽疾，其女儿自此信任经方，于是就带该患者办理出院后，求诊于我。患者非常瘦小，轻叩胁肋即喊叫疼痛，烦躁，恶心欲吐，不欲饮食，兼有头痛背痛，腹满，舌红苔白，脉细弦，显然患者既有头身痛的表证，又有胸胁部位的少阳证，还有腹满的里证，是一个典型的多部位并病，此时不能把三个部位的三张经方简单合在一起，因为我没有把握判断三张经方是否会相互牵制而造成原本的作用都丧失了，更谈不上面面俱到（毕竟桂枝汤与桂枝加芍药汤、桂枝去芍药汤，一味药的剂量变化，治疗方向迥异，更多的药物加入，更当斟酌考量）。我就以仲景治疗多部位症状并存（并病）的法则——先治疗胸胁症状着手。患者有胸胁叩痛的柴胡证，烦躁、发热的黄芩证，恶心干呕的生姜证、半夏证，不想喝水的半夏证，纳呆的人参证、生姜证，直接就小柴胡汤原方（仲景 1/3 剂量，一两计算 5g），5 剂，服用 1 剂后，当天夜间就没有低热了，第二天家属转告：心烦、干呕、头痛都没有了，5 剂药服完，患者发热头痛、烦躁、干呕都没有反复，食量有所增加，心下满、腹胀还有，食欲较差，继处以人参汤 5 剂以善后，药到病除。

总之，我们在临床上碰到三阳病复杂症状群的时候，根据仲景治疗合病并病的法则，有津液亏损者，先补津液，然后多部位症状并存的时候，先解决胸胁心下的症状，再解决太阳病、阳明病的症状。

三、三阴病的急症要依轻重缓急

在这里需要特别指出，三阴病的急症出现的时候，要根据轻重缓急来决定治法，而不是刻板地按三阳病治疗的先后次序！举例说明如下。

《伤寒论》91条："伤寒，医下之，续得下利清谷不止，身疼痛者，急当救里。后身疼痛，清便自调者，急当救表。救里宜四逆汤，救表宜桂枝汤。"这条可以看出，三阴病的急症不是按照先表后里或者分部位的治疗顺序，而是因为下利清谷非常危重，会出危险，所以急当救里，先用四逆汤治疗下利清谷，当患者清便自调了，再治疗身疼痛的表证，就是先急后缓的治疗法则！

我还是用一个临床案例说明一下：5月11日，一个中年女性患者自觉发热，但体温正常，自测新型冠状病毒抗原阳性，流清鼻涕，打喷嚏，背及大腿骨疼痛，汗出不止，小便频数，同时下利不止，糊状稀便夹杂不消化的食物残渣，非常虚弱，咽干口燥，舌淡少津，脉微细。我没有理会新型冠状病毒这个病因及她的表证，而将重点放在汗出不止、小便数以及下利清谷这些丢失津液的急性状况上，于是处以四逆汤原方2剂，加大了炙甘草用量（炙甘草40g，干姜20g，因药房没有生附子，用了功效相对接近的黑顺片15g），大剂量炙甘草防止津液丢失（甘草泻心汤证的"下利日数十行"使用四两大剂量炙甘草也是取其具有防止津液丢失的作用），干姜补充津液，以复其阳（津液），生附子保护脏器，也可提升少阴功能。服用1剂后，汗出、小便数，以及下利清谷都大为好转，变为溏便一天2次，而且咽干也消失了，这是甘草干姜汤的作用，29条的甘草干姜汤"以复其阳"（阳，胡希恕认为是津液），身体疼痛也减轻许多，遂嘱其把剩下的一剂喝完。喝完第2剂之后，患者大小便都正常了，仅遗背部和大腿酸痛，诊其为津液丢失的外证，处以3剂桂枝加芍药生姜各一两人参三两的新加汤，三剂药服完，患者痊愈。这就是依据三阴病急症的治疗原则，出现表里同病的时候，不是先表后里，而是先急后缓。这只代表我的个人理解，供同道参考。

第六节　有是证用是药

临床上经常会遇到很多的西医病名的疾病，什么恶性肿瘤、免疫缺陷、渐冻症等，似乎都是不治之症。但是我们从经方的角度去处理这些疾病，就要抛开这些西医病名的羁绊，根据患者目前的症状反应，精准的选用经方，让患者达到行为如同健康人一样的正常状态，也不失为一种较好的治疗选择。

曾治疗四川省达州市的一个"卵巢癌伴胸腹膜、肠系膜、盆腔、腹股沟淋巴结等多发转移""乙状结肠癌"，同时有大量的胸腔积液、腹腔积液、不全性肠梗阻等，病名诊断复杂，住院治疗也没有理想效果，西医暗示患者家属，该患者生存时间已不长。患者找到我用中医治疗，也只是想减轻患者痛苦而已。我依据患者当时的症状反应，先后用了己椒苈黄丸、防己茯苓汤、小陷胸汤等，先后治疗1年，患者不仅没有因病逝世，精神状态和身体越来越好，2023年4月份因为下肢动脉栓塞造成腿痛、小腹疼痛，西医治疗效果不好，再次找到我要求中医治疗，我从瘀血入手，应用抵当汤7剂后，患者疼痛缓解，再服7剂，腿痛、小腹疼痛完全消失。当然动脉栓塞不会短期内彻底消除，肿瘤也许依然存在，不过患者没有痛苦地活着，生命也一直在延续中，不可否认经方的巨大治疗作用和贡献！

我再举一个例子，成都市一位17岁的女孩，发现患"原发免疫性血小板减少症"8年多，以前几年每逢经期就会头昏乏力，甚至晕厥，需到三甲医院抢救止血输血才会脱离危险，但是输了血小板之后几天，血小板很快就垮掉到个位数。最近两年发作更加频繁，每周都会出现皮下出血而晕倒，期间也找过许多中医名家应用中药治疗，效果不理想。2023年的3月25日再次因为月经出血晕倒而急诊入院，血小板只有 $4×10^9$/L，住院10天经过血小板输注后，血小板升至正常，4月4日出院，至4月10日仅仅相隔6天，患者又出现皮下出血，去医院检查血常规，血小板又只有 $16×10^9$/L 了。4月12日，经推荐求诊于我，患者坦言已经不抱什么希望了。患者自述晕倒前会咽喉干裂，鼻腔干，同时平素就手足心烦热，饥饿感强，大便干结，我抛开"免疫性血小板减少症"这个西医病名，手足心热、鼻干 – 黄芩证，易饥 – 黄连证，大便难 – 大黄证，于是自然就选择《金匮要略》泻心汤来治疗她的出血证。但是细想患者还有咽喉干裂，有少阳津液匮乏状态，咽中干 – 甘草干姜汤证；再想到"桃花汤"治疗下利便脓血，津液不足血来补。桃花汤也是一边用赤石脂涩肠止利，另一边用干姜、粳米补充津液，津液得复，自然就不便血了！这个患者津液匮乏而出血，同理也是津液不足血来补，只不过与桃花汤证的出血部位不同而已！所以我就把金匮泻心汤与甘草干姜汤合方运用，7剂，1日1剂，分2次服用。1周之后，患者没有皮下出血，晕倒未作，大大增强了信心，也不怕药苦药辣了，主动要求开 2 周的中药。5 月 4 日，患者去医院复查，血小板已经升至 $44×10^9/L$ 了，这是这么多年来在没有输血的情况下，血小板最高的一次，而且从 4 月 12 日到现在，患者没有出现皮下出血，月经也没有出现大出血，当然就没有出现晕倒了。后来根据患者虚劳表现的四肢酸痛，手足烦热，咽干口燥等，换服小建中汤，动则心累也得到改善。2023 年 6 月 5 日，患者去三甲医院复查，血小板 $239×10^9/L$，9 年来在未输血、无西药激素情况下，第一次达到血小板最佳值！目前患者情况稳定，继续巩固治疗中。

　　总之，我们经方治疗，完全可以抛开西医病名的羁绊，只要能够让患者饮食佳，二便通，睡眠安，走得动，知冷知热，行动如常，这也是让患者走向健康的一种治疗方法！

《伤寒论》药证解析与常用脉证

注

《伤寒论》药证是通过对《伤寒论》条文的横向比对，从字里行间总结出来的药与症的对应关系，简称药证，与《神农本草经》等书的药物功效不是相同概念，特此说明。

第一节 《伤寒论》药证解析

桂枝

【药证】头痛、身痛；汗出；恶寒、恶风；气上冲、胸满（不能配芍药）；短气。

【解析】

（1）头痛和身痛：桂枝汤。

（2）汗出：如桂枝汤、柴胡桂枝干姜汤。

（3）恶寒、恶风：如桂枝汤。

（4）气上冲胸：如苓桂术甘汤、桂枝加桂汤。

（5）心悸：如桂枝甘草汤。

（6）胸满：包括胸痛胸闷，都可以是桂枝证，如桂枝去芍药汤、桂枝甘草汤。

（7）短气：如甘草附子汤、桂枝芍药知母汤、苓桂术甘汤。

注：胸满、胸疼、心悸都可以想到桂枝证，出现这些症状的时候，用桂枝剂的时候都得去芍药（换言之，所有含桂枝却没有芍药的方都治疗胸满），如果既有胸闷又有心下痛（芍药证）的时候，就不是桂枝证了，而是柴胡证的胸闷了，如大柴胡汤。

【拓展】

1.《药征》

主治：冲逆也。

旁治：奔豚、头痛、发热恶风、汗出身痛……

解说：桂枝主治冲逆也明矣。头痛发热之辈，其所旁治也。仲景之治疾，用桂枝者，居十之七八。

2.《本经疏证》

水气不行用桂枝者多兼表证，及悸、上气、振等候……以是知用桂枝者，仍用其和营通阳下气，非用其利水也。

芍药

【药证】腹满腹痛；心下急；心下满微痛（胃痛或胃不舒服）；肌肉挛急、脚挛急。

【解析】

（1）腹满腹痛：如桂枝加芍药汤。

（2）心下急：如大柴胡汤。

（3）心下满微痛：如桂枝去桂加茯苓白术汤。

（4）肌肉挛急、脚挛急：如芍药甘草汤。

【临床运用】心下急（胃痛）、腹痛，很多时候是芍药证，提示应从下解，不能上解（汗解）。茯苓、白术、芍药都是从大小便而解病的，如"桂枝去桂加茯苓白术汤"。

芍药对胃、腹部这个部位的疗效还是比较确切的。

在桂枝汤中，芍药与桂枝等量，起制约桂枝辛燥引起胃痛和补充津液作用，不能起到止痛的作用；若芍药倍于桂枝，则起止痛的作用，比如小建中汤、桂枝加芍药汤就有治疗腹满腹痛的作用。

在小建中汤或桂枝加芍药汤中，芍药的用量是六两，比桂枝汤里用量大了很多，所以才有了止痛的作用。如果没有桂枝的话，如黄芩汤中芍药用量仅有二两仍起止痛的作用，但是有桂枝的情况下，少于三两都没有止痛的作用，用到六两就有很好的止痛的作用了。

如果腹满痛更严重，且痛的时间更长者，就要加大黄，用桂枝加大黄汤。条文中大实痛加大黄，即桂枝加大黄汤，痛的时间长且程度更重。

另外，小腿痛、小腿抽筋，都是芍药证。仲景条文的"脚挛急"，"脚"指小腿部位，不是现代人说的脚，与现在的脚的概念不一样。

【拓展】

1.《药征》

主治：结实而拘挛也。

旁治：腹痛、头痛、身体不仁、疼痛、腹满、咳逆、下利、肿脓。

解说：曰腹痛、曰头痛、曰腹满、曰咳逆、曰下利、曰排脓、曰四肢疼痛、曰挛急、曰身体不仁，一是皆结实而所致也。其所谓痛者，拘急也。若夫桂枝加芍药汤、小建中汤、桂枝加大黄汤，皆以芍药为主药，而其证如此。由是观之，主治结实而拘挛也明也。

2.《本经疏证》

芍药之任莫重于小建中汤，其所治若烦、若悸、若里急、若腹满痛，为阴气结无疑……是以芍药之血证多拘急腹痛也。

甘草

【药证】（1）炙甘草：补气；固护津液；止汗；可以抑制机体抗病过激。

（2）生甘草：咽痛。

【解析】

《伤寒论》大部分经方都是用的炙甘草，少数用生甘草。

（1）炙甘草益气，如"栀子甘草豉汤"的"少气者"的描述。

（2）炙甘草有固护津液不流失的功效，如甘草泻心汤、四逆汤、黄芩汤，治疗下利不止，即炙甘草固护津液不流失。但须知炙甘草剂量比较大的时候，才能固护津液。芍药甘草汤：炙甘草和芍药都是四两；甘草干姜汤：炙甘草是四两，干姜是二两。

经方中用炙甘草的用量都很大，都用于津液丢失比较严重的时候，"咽中干、脚挛急"，都是津液亏损严重，所以用大剂量炙甘草固护津液，防止丢失。

（3）大剂量炙甘草可止汗，比如炙甘草汤的自汗出、葛根黄芩黄连汤的喘而汗出、353与354条中四逆汤的大汗出，经我临床验证，患者感冒服用发汗药汗出不止，单用炙甘草30g水煎服，可快速止汗。

（4）炙甘草可以抑制机体抗病过激：比如甘草泻心汤治疗口腔溃疡的抗病过激。甘草泻心汤在《金匮要略》里治疗狐惑病的时候，甘草没有写"炙"，但是《伤寒论》方中是用的炙甘草，推断有可能甘草"炙"免写之故，我临床仍然用炙甘草，效果很好。

（5）《伤寒论》少数用生甘草，如甘草汤、桔梗汤治疗咽痛。

【拓展】

1.《药征》

主治：急迫也。故治里急、急痛、挛急。

旁治：厥冷、烦躁、冲逆之等诸般迫急之毒也。

解说：无论急迫，其他曰痛、曰厥、曰烦、曰悸、曰咳、曰上逆、曰惊狂、曰悲伤、曰痞硬、曰利下，皆甘草所主。而有所急迫者也，仲景用甘草也。

2.《本经疏证》

甘草尽化急疾为和顺，经脉自然通调，血气自然滑利。于是肌骨坚、肌肉长、气力倍矣。特甘性缓、甘性弥甚者缓亦弥甚，凡一身之气因急疾为患者能调之纵弛。

大枣

【药证】寐差。

【解析】大量大枣有安眠作用，如甘麦大枣汤。甘麦大枣汤的"数欠伸"，就是睡眠不好的呵欠及伸懒腰，大量大枣有安眠的作用。

【拓展】

1.《药征》

主治：牵引强急也。

旁治：咳嗽、奔豚、烦躁、身疼、胁痛、腹中痛。

解说：仲景氏用大枣、甘草、芍药，其证候大同而小异，要在自得焉耳。

2.《本经疏证》

枣之治惊，但治实中之虚、虚中之虚，而虚中有实者则其所不能任。若实中之实又所不待言矣。

麻黄

【药证】诸多的疼痛；皮肤痒；皮肤黄；恶寒；无汗；发热；咳嗽、喘；肿；沉重。

【解析】属于汗解药物。（注：临床上服用麻黄剂发汗，由于胃里津液减少了，有胃口下降的情况出现，临床上还有可能出现口苦、口干。）

（1）主疼痛：麻黄汤叙述痛的字特别多，如头痛身痛、腰痛，骨节痛。太阳病状态，津液充足，充斥于体表而毛孔闭塞而引起诸多疼痛。

（2）皮肤痒：汗出不透的原因，如桂枝麻黄各半汤的"身必痒"。

（3）皮肤发黄：231～232条的三阳并病，先以小柴胡汤解少阳，后以麻黄汤解太阳病发黄。

（4）肿：越婢汤。

（5）沉重：大青龙汤。

（6）恶寒、无汗、发热、咳喘：麻黄汤等。

【拓展】

1.《药征》

主治：喘咳、水气也。

旁治：恶风恶寒、无汗、身疼骨节痛、一身黄肿……

解说：为则尝试麻黄之效，可用之证，而用之汗则出焉。虽当夏月而无洒洒不止之患，仲景氏言服麻黄后，覆取微似汗，宜哉！学人勿以耳食而饱矣。

2.《本经疏证》

夫柴胡主之寒热曰往来寒热、休作有时；则麻黄所主之寒热，一日二三度发、日再发者有别矣。

柴胡证则不恶寒但有微热，麻黄证则无热而但恶寒，知此则两证之异昭昭然无可疑矣。

附子

【药证】四肢微急、难以屈伸、剧烈疼痛（炮附子）；下利清谷、四肢拘急、手足厥冷（生附子）；但欲寐，体能低下；脉沉、微。

【解析】

（1）20条的桂枝加附子汤中"四肢微急，难以屈伸者"；175条的甘草附子汤提到的"骨节疼烦，掣痛不得屈伸"这些都是炮附子证。

（2）305条："身体痛（附子证），手足寒，骨节痛（附子证），脉沉者，附子汤主之。"

"身体痛，手足寒，骨节痛，脉沉者"这些都是附子证。这里炮附子两枚，而四逆汤只有生附子一枚，说明附子汤中炮附子的止痛疗效是很明显的。

（3）388条的四逆汤中四肢拘急，手足厥冷；225、389条的四逆汤和317、370条的通脉四逆汤中下利清谷，都是生附子证。

（4）附子可以提振机体功能。生附子、炮附子都可以振奋机体功能。如麻黄附子细辛汤里的炮附子和四逆汤的生附子可以治疗少阴病"但欲寐"。

（5）脉微：附子证，津液丧失，功能沉衰，所以脉微，如317条的少阴病脉微欲绝的通脉四逆汤、389条的四逆汤。

（6）脉沉也有可能是附子证，如305条的附子汤、323条的四逆汤。

【拓展】

1.《药征》

主治：附子主逐水也。故能治恶寒、身体四肢及骨节疼痛，或沉重，或不仁，或厥冷。

旁治：腹痛、失精、下利。

凡附子中病，则无不瞑眩。甚者脉绝色变，如死人状。顷刻吐出水数升，而其所患者，顿除也，余尝于乌头煎知之，附子逐水也明矣。

2.《本经疏证》

汗后、下后用附子，证其机在于恶寒；否则无表证而烦躁未经汗下用附子，证其机在于脉沉微。

乌头

【药证】历节骨痛、腹痛；麻木。

【解析】

（1）历节骨痛、腹痛：包括关节疼痛和寒疝腹痛：如乌头汤、大乌头煎；

（2）麻木：就是手足不仁，如乌头桂枝汤的乌头证。

【拓展】

1.《药征》

乌头、附子其效皆同，而后世辨别之不可从矣。

2.《本经疏证》

乌头之用，大率亦与附子略同，其有异者，亦无不可条疏而件比之也。

夫附子曰主风寒、咳逆、邪气；乌头曰中风、恶风、洗洗出汗、咳逆邪气。

明明一偏于寒、一偏于风，一则沉着而回浮越之阳，一则轻疏而散已溃之阳，于此见附子沉、乌头浮矣。

附子曰除寒湿痿拘挛、膝痛不能行步；乌头曰除寒湿痹。一主治痿，一主治痹。

3.《药证发挥》(黄煌)

乌头：主治腹中剧痛，或关节疼痛而手足逆冷、脉沉紧者。

干姜

【药证】手足冷；咽中干；流涎、喜唾；吐涎沫。

【解析】

（1）手足冷：因为津液匮乏，不达四末，所以肢冷；少阳状态，咽中干。《伤寒论》29 条有解析。

（2）口水多，则喜唾：如理中丸。

（3）吐涎沫，喉间黏液：可见于吴茱萸证，也有干姜证，如半夏干姜散、甘草干姜汤。

【拓展】

1.《药征》

主治：结滞水毒也。

旁治：呕吐、咳、下利厥冷、烦躁、腹痛、胸痛、腰痛。

详解：以余观之，仲景氏用生姜、干姜，其所主治大同而小异。生姜主呕吐，干姜主水毒之结滞者也，不可混矣。

2.《本经疏证》

曰寒者多用生姜，曰冷者多用干姜。干姜可代生姜，生姜不可代干姜。

呕者多用生姜，间亦用干姜；

咳则必用干姜，竟不得用生姜，盖咳为肺腑病，肺主敛不主散也。

生姜

【药证】鼻鸣，干呕欲吐；无食欲（人参证也是）；口臭、嗳腐吞酸；恶寒。

【解析】

（1）干呕证：如桂枝汤有鼻鸣干呕的症状，小半夏汤、小柴胡汤等都有欲吐的症状。

（2）不欲食：小柴胡汤中是人参及生姜证；外台茯苓饮中令能食也是生姜、人参证。

（3）干噫食臭：在生姜泻心汤中是生姜证；临床中用于嗳腐吞酸和口臭效果明显，反流性胃炎中使用频率较高，茯苓泽泻汤也有生姜，临床效果也不错。

（4）恶寒：生姜对外证恶寒有作用，如桂枝汤、桂枝麻黄各半汤、桂枝二越婢一汤、大青龙汤、柴胡桂枝汤、小柴胡汤等等。临床上外感怕冷的，喝热生姜水很快解决恶寒。

【拓展】

1.《药征续编》

主治：呕。

兼治：干呕、噫气、哕逆。

哕逆、噫气、干呕或干噫食臭皆呕吐轻证也。故如咳唾涎沫不止，似哕不哕亦生姜所兼治也。岂不呕之余证乎。

2.《本经疏证》

曰寒者多用生姜，曰冷者多用干姜。干姜可代生姜，生姜不可代干姜。呕者多用生姜，间亦用干姜；咳则必用干姜，竟不得用生姜，盖咳为肺腑病，肺主敛不主散也。

细辛

【药证】厥冷；心下水气。

【解析】

（1）手足冷：如当归四逆汤的手足厥寒、乌梅丸中的脉微而厥。

（2）心下水气、胃里振水声：如小青龙汤及小青龙加石膏汤中的心下有水气（心下即指的胃），细辛证。

【拓展】

1.《药征》

主治：宿饮停水也。

故治水气在心下而咳满，或上逆，或胁痛。

2.《本经疏证》

细辛能提出依附津液之风寒。不能使津液复其常，且不能使津液中气不随提曳以出。故其治咳每与五味子、干姜为耦。

吴茱萸

【药证】烦躁欲死；食谷欲吐，即饭后恶心想吐、吐清口水、吐涎沫；久寒的肢冷。

【解析】

（1）烦躁欲死：如吴茱萸汤的吴茱萸证。

（2）食谷欲吐：吴茱萸汤的"吐"，是指吐涎沫，而不是吐胃内容物，食谷欲吐，吃了就想吐，喉间吐涎沫居多，吴茱萸证。

（3）久寒：可以肢冷，可以食冷则不适。我认为是长期食生冷之物造成的。如当归四逆加吴茱萸生姜汤内有久寒的描述，吴茱萸汤也有久寒的手足逆冷。

【拓展】

1.《药征》

主治：呕而胸满也。

2.《本经疏证》

据仲景之用吴茱萸外则上至巅顶，下彻四肢；内则上治呕，下治痢。其功几优于附子矣，不知附子功力各有所在。

附子之用以气，故能不假系属，于无阳处生阳；吴茱萸之用以味，故仅能拨开阴霾使阳自伸阴自戢耳。

柴胡

【药证】胸胁满（胸胁痛，胸闷）；往来寒热；另外，柴胡还有耳前后肿，颈部强。

【解析】

（1）胸胁苦满：柴胡证。苦：所苦的意思，胸胁苦满就是苦于胸胁满闷。为《伤寒论》中小柴胡汤的主证之一。其原意是指胸或胁有胀满、闷的自觉症状。虽然胸与胁并论，实际上以胁满为主。

用手指从两侧肋弓下缘向上方推压时，拇指所感受的抵抗，患者的表情痛苦，或者叩击胸胁出现疼痛胀满，都为"胸胁苦满"。

（2）往来寒热：反复发热的，如小柴胡汤的柴胡证。

（3）耳前后肿：少阳病的耳前后肿，这是小柴胡汤证。一般耳朵前后肿、痛，符合六经方证的情况下，选择小柴胡汤，临床疗效不错。

（4）颈强（或颈项强）：小柴胡汤的柴胡证。

《伤寒论》99条：伤寒四五日，身热恶风，颈项强，胁下满，手足温而渴者，小柴胡汤主之。

有颈部症状：就用柴胡剂。

如果只有项强，就是桂枝加葛根汤或葛根汤证，因为这里有颈部描述，所以就是柴胡证了。

【拓展】

1.《药征》

主治：胸胁苦满也。

旁治：寒热往来，腹中痛，胁下痞硬。

详解：仲景之用柴胡也，无不有胸胁苦满之证。今乃施诸胸胁苦满而寒热往来者，其应犹响之于声。非直疟也，百疾皆然。无胸胁苦满证者，则用之无效焉。

2.《本经疏证》

仲景著小柴胡汤之效曰：上焦得通，津液得下，胃气因和，濈然汗出而解。以是知柴胡证皆由于上焦不通，上焦不通则气阻，气阻则饮停，饮停则生火，火炎则呕吐。半夏、生姜能止吐蠲饮，然不能彻热，黄芩能彻热，然不能通上焦，能通上焦者，其惟柴胡也。

半夏

【药证】不欲饮水；恶心呕吐；肠鸣；咽中如炙脔。

【解析】

（1）不欲饮：小柴胡汤的不欲饮食，不想饮水、不想吃饭。小青龙汤有"若渴，去半夏，加栝楼根三两"一说，也是指向不欲饮水是半夏证。

（2）恶心呕吐：可以是半夏证，也可以是生姜证。半夏、生姜都可止呕。葛根加半夏汤中的"不下利，但呕者"就是半夏止呕，在《金匮要略》里面半夏泻心汤证是"呕而肠鸣，心下痞者"，说明半夏泻心汤是有呕的表现，不仅仅是心下痞，另外小半夏汤的"诸呕吐""哕者"的半夏证。

（3）腹中雷鸣：即肠鸣，半夏证，如半夏泻心汤、生姜泻心汤、甘草泻心汤、附子粳米汤等。

（4）咽中如炙脔：咽喉异物感，如半夏厚朴汤。

【拓展】

1.《药征》

主治：痰饮呕吐也。

旁治：心痛、逆满、咽中痛、咳悸、腹中雷鸣。

解说：妊娠呕吐不止者，仲景氏用干姜人参半夏丸。

余亦尝治孕妇留饮掣痛者，与十枣汤数剂，及期而娩，母子无害也。古语所谓有故无损者，诚然，孕妇忌半夏，徒虚语耳。

2.《本经疏证》

半夏之用惟心下满及呕吐为最多。然心下满而烦者不用，呕吐而渴者不用。

半夏所治之喉痛必有痰、有气阻于其间、呼吸食欲有所格阂，非如甘草汤、桔梗汤、猪肤汤徒治喉痛者可比矣。

陈皮

【药证】咽痒；痰气。

【解析】

胸痹气塞的咽喉习习如痒，如橘枳姜汤。我临床上用橘枳姜汤时，使用陈皮剂量太小，咽痒的治疗效果不好，加大陈皮剂量，效果就显著。

痰气，如《外台》茯苓饮的消痰气。

黄芪

【药证】血痹的麻木；黄汗、多汗。

【解析】

（1）血痹的"身体不仁"就是麻木，如黄芪桂枝五物汤。

（2）多汗或黄汗：如桂枝加黄芪汤、黄芪芍药桂枝苦酒汤。

【拓展】

1.《药征》

主治：黄芪主治肌表之水也。故能治黄汗、盗汗皮水。

旁治：身体肿或不仁者。审仲景之处方，皆以黄芪治皮肤水气，未尝言补虚实表也。夫张仲景者，盖古疾医之流也。后世之喜医方者，皆眩其俊杰，而不知其有害于疾医也。

2.《本经疏证》

仲景《伤寒论》绝不用黄芪，即如汗出亡阳似与黄芪之强卫固表相宜，亦终不及。何也？盖阳加于阴谓之汗，其系卫阳盛蒸逼营阴，阴气泄为汗者，用黄芪则既能促营阴充，不受阳蒸逼，又能使卫阳不蒸逼营阴可矣。若伤寒汗多阳亡，则系阴气逼阳外泄，必以附子振其阳，阴霾始散，汗乃得止，与黄芪之止汗，适相反也。

白术

【药证】心下痞、满胀；肿；四肢沉重，身重，头重眩。

【解析】

（1）心下痞、心下满：如桂枝去桂加茯苓白术汤的心下满、五苓散的心下痞，都是白术证。

（2）肿：如甘草附子汤的"身微肿"、桂枝芍药知母汤的"脚肿如脱"是白术证。

（3）沉重：如真武汤的"四肢沉重疼痛"的沉重、防己黄芪汤的"脉浮身重"、甘草干姜茯苓白术汤的"腹重如带五千钱"、泽泻汤的"心下有支饮，其人苦冒眩"、重眩，都是白术证。

【拓展】

1.《药征》

主治：利水也。（故能治小便自利、不利。）

旁治：身烦疼、痰饮、失精、眩冒下利、喜唾。

2.《本经疏证》

用术治渴，为呕吐者言之耳，术究非治渴之物也；

白术治眩，非治眩也，治痰与水耳；

伤寒汗出而渴者，用五苓散；

风湿风水、身重、汗出恶风者，用防己黄芪汤；

风湿相搏，骨节烦疼，汗出短气者，用甘草附子汤。

方中皆有术，是白术止汗除热之明验也。

茯苓

【药证】水饮的下利（包括便溏），人体下解的趋势；小便不利；头昏；心悸、悸动；咳嗽；震颤、肌肉跳动。

【解析】

（1）下解的概念：394条，"伤寒差以后，更发热，小柴胡汤主之。脉浮者，以汗解之。脉沉实（一作紧）者，以下解之"。

通过发汗的方式（麻黄剂、桂枝剂，也包括柴胡剂），就是上解（汗解）；通过大小便而去的，就是下解（包括承气汤类、茯苓白术剂，还有黄连剂，如黄连汤）。

便溏或小便不利一般选择下解模式，这些都是依据394条的指导，临床运用的个人验证汇报，大家可以验证，临床运用效果好才是中医的追求目的。另外临床上小便不利，可以包括小便黄。

茯苓的下利（包括便溏）药证：如茯苓甘草汤的"必作利也"、五苓散的"霍乱"下利。

（2）小便不利：只要含茯苓的方剂，都有利小便的作用，如五苓散、真武汤、猪苓汤、葵子茯苓散等。

（3）头晕：茯苓治头晕，如苓桂术甘汤、真武汤、葵子茯苓散等。

（4）心悸、悸动：如茯苓甘草汤的"厥而心下悸"的茯苓证，"脐下悸者"的苓桂枣甘汤证，就是茯苓治悸动。

（5）咳嗽：茯苓对咳嗽与小便不利均有作用，所以咳嗽也常用茯苓，如苓甘五味姜辛汤、真武汤。

茯苓是在治疗小便不利的同时，也把咳嗽解决了。

《伤寒论》条文中，咳嗽和小便不利有一定关联性，比如真武汤、四逆散中描述："或咳，或小便不利……"

（6）震颤、肌肉跳动：比如苓桂术甘汤的身为振振摇（震颤），真武汤的身瞤动（肌肉跳动），茯苓证。

【拓展】

1.《药征》

主治：悸及肉瞤筋惕也。

旁治：小便不利、头眩烦躁。

2.《本经疏证》

其所以用茯苓者，仍不离乎悸眩，是悸眩究系用茯苓之眉目矣。

猪苓

【药证】烦；呕吐而口渴。

【解析】

（1）心烦：如五苓散的烦躁不得眠、猪苓汤的心烦不得眠。

（2）呕而渴：如319条，"少阴病，下利六七日，咳而呕渴，心烦不得眠者，猪苓汤主之。"这里的"呕渴"；《金匮要略》的猪苓散："呕吐而病在膈上，后思水者，解，急与之。思水者，猪苓散主之。"这里的呕吐而口渴，就是猪苓证。

【拓展】

1.《药征》

主治：渴而小便不利也。

2.《本经疏证》

茯苓可利水道，猪苓亦利水道，则凡木之苓皆能利水道；

茯苓属阳，治停蓄之水不从阳化者；

猪苓属阴，治鼓汤之水不从阴化者。

泽泻

【药证】口渴。

【解析】

渴，如五苓散、猪苓汤、茯苓泽泻汤、肾气丸，都有"渴"的泽泻证。

【拓展】

1.《药征》

主治：小便不利、冒眩也。

旁治：渴。

2.《本经疏证》

腰以下有水气，水底之病也；冒眩，极上之病也。举此两端，泽泻之功可明矣。

滑石

【药证】小便不利：如蒲灰散、滑石白鱼散、猪苓汤中均有小便不利表现。

【拓展】

1.《药征》

主治：小便不利也。

旁治：渴也。

余尝治淋家，痛不可忍而渴者，用滑石矾甘散，其痛立息。屡试屡效，不可不知也。（滑石矾甘散：滑石、矾石各六两，甘草三两。）

2.《本经疏证》

滑石非治身热也，以身热而神其用耳，故为烦为渴，皆可以当热。滑石非止泄澼也，水气因小溲利，自不入大肠耳，故咳者、呕者亦得以水气下趋而遂止。

防己

【药证】水肿：如防己黄芪汤、防己茯苓汤、己椒苈黄丸等。

【拓展】

《本经疏证》

防己之为物，有黑纹贯于黄肉中，其用为治水侵于脾，无惑矣。

然仲景治风水、皮水，所谓身重，汗出恶风，水气在皮肤中，四肢肿，聂聂动者，均与此合。

葛根

【药证】项背强；下利（大便稀溏）。

【解析】

（1）项背强：如葛根汤、桂枝加葛根汤。

（2）下利：如葛根汤。思考：葛根有解表的作用（如葛根芩连汤），把肠道津液通过解表发汗方式排出一部分，稀溏的大便就会转为正常，如葛根汤证既有项背强，又有下利（便溏），机体既想上解（汗解），又想下解（便溏），葛根帮助麻黄全力上解，可以推测葛根有减少肠道水分的作用。当然下利数十行的，葛根汤是不行的，葛根汤只适于大便有点稀的，而葛根芩连汤就可以治疗利遂不止，而其他治疗下利不止的如甘草泻心汤、四逆汤等，就是另外的方证了，与大剂量炙甘草有关，这里不赘述。

【拓展】

1.《药征》

主治：项背强也。

旁治：喘而汗出。

解说：葛根主治项背强急也。葛根汤及桂枝加葛根汤，皆足以征焉。

2.《本经疏证》

葛根之用，妙在非徒如栝楼根但滋阴津，亦非徒如升麻但升阳气，而能兼擅二者之长。故太阳阳明合病，自下利者（葛根汤证）；太阳被下，利遂不止，脉促喘汗者（葛根芩连汤证）咸用之，盖两者之利，随胃阳鼓荡而散矣。

栝楼根（天花粉）

【药证】口渴；身体强（津液匮乏的身体强）。

【解析】

（1）口渴：如柴胡桂枝干姜汤的栝楼根证，以及小青龙汤、小柴胡汤的"渴者去半夏加栝楼根"。

（2）身体强：如《金匮要略·痉湿暍病脉证并治》："太阳病，其证备，身体强几几，然脉反沉迟，此为痉，栝楼桂枝汤主之。"临床上用于有津液亏耗的上肢麻木的患者，每获良效。

【拓展】

1.《药征续编》

主治：渴。

解说：凡渴有二证；烦渴者，石膏主之。但渴者，栝楼根主之。

2.《本经疏证》

栝楼根亦非能治虚也。观小青龙汤，小柴胡汤，柴胡桂枝干姜汤中，用之皆不过以"渴不得用半夏"而为之代耳，半夏非治虚者也。虽然"渴不得用半夏"，何物不可用，乃处处代以栝楼根？呕哕者，用半夏以止逆使寒与湿不与中气久混而难解；烦渴者，用栝楼根以滋液，使热与燥不与中气相烁而难复。

所以栝楼根与半夏，虽非相畏相忌相反，而始终不相并，此其旨在《伤寒论》《金匮要略》中，可寻绎而知者也。

黄连

【药证】心下痞；胃痛（正在心下按之痛）；腹痛；饥饿快、胃口大。

【解析】

（1）心下痞：如"心下痞，按之濡，其脉关上浮者，大黄黄连泻心汤主之"。痞是黄连证。

如果硬就是人参证了。黄连、人参合在一起，就是心下痞硬了。

（2）胃痛、腹痛：如黄连汤。治胃痛腹痛，黄连汤中黄连重用三两（15g黄连也会腹泻）就会腹泻而下解，解除"欲呕吐"的上逆趋势，从下解则痛止。

（3）饥饿快、胃口大：人参＋黄连。黄连证易饥，人参令人能食，合用治疗饥不欲食的症状，如厥阴病提纲证"乌梅丸"方证"饥而不欲食"，饥饿快就是黄连证。临床验证：饭量很大的患者，服用黄连后，食量会减小。

【拓展】

1.《药征》

主治：心中烦悸也。

旁治：心下痞、吐下、腹中痛。

详解：张仲景用焉而治心下痞、呕吐下利之证也，是性之所枝而岐也。故无心烦之状者，试之无效。加心烦者，其应如响。

2.《本经疏证》

伤寒胸中有热，胃中有邪气，腹中痛，欲呕吐者，黄连汤主之。

少阴病得之，二三日以上，心中烦，不得卧，黄连阿胶汤主之。

二方缘以黄连为君，二证皆发于心，可见黄连为泻心火之剂矣。

黄连能除湿热，即是厚肠胃，然黄芩亦除湿热，何以不然？……惟黄连苦寒而燥，黄芩虽苦寒而不燥矣，是以不得以厚肠胃属之。

黄芩

【药证】心烦；脸、手足热（主要是手足心热）；发热；鼻腔干；热喘、热利。

【解析】

（1）心烦，手足发热（或脸红）：小柴胡汤、三物黄芩汤等有证。

凡是手脚冷的，都尽量不用黄芩，如四逆散不用黄芩。黄芩证无肢冷，但是《伤寒论》148条的有微恶寒，手足冷，心下满的小柴胡汤证，其实该处是仲景防止传变少阳病而用小柴胡汤提前设伏的治法。

临床上若遇到手脚发冷的呕吐、胃痛、腹痛、便溏者，属寒热错杂的胃肠疾病，一般就不能选择半夏泻心汤，就要用黄连汤。因为黄连汤里没有黄芩，有桂枝，这也是这两个方子的重要鉴别点。

（2）发热：333条的"反与黄芩汤彻其热"可证。

（3）鼻干：是黄芩的药证，小柴胡汤有叙述，鼻腔干燥，是黄芩的作用。

（4）热喘、热利：如葛根芩连汤的"利遂不止，脉促者，表未解也，喘而汗出者，葛根黄芩黄连汤主之"。

【拓展】

1.《药征》

主治：黄芩治心下痞也。

旁治：胸胁满、呕吐、下利也。

世医笃信本草，以芩、连为寒药，其畏之也如虎狼焉，不思之甚矣。

张仲景用黄芩也，治心下痞而已，无有他能。故心下痞，而呕吐下利，则用之即治矣。

2.《本经疏证》

黄芩主诸热、黄疸、肠澼、泄利、逐水。

仲景用黄芩有三耦焉。气分热结者，与柴胡为耦（小柴胡汤、大柴胡汤、柴胡桂枝干姜汤、柴胡桂枝汤）；

血分热结者，与芍药为耦（桂枝柴胡汤、黄芩汤、大柴胡汤、黄连阿胶汤、鳖甲煎丸、大黄䗪虫丸、奔豚汤、王不留行散、当归散）；

湿热阻中者，与黄连为耦……盖《伤寒》《金匮》两书，仅有腹痛去黄芩之以文，大率黄芩所治之小腹绞痛，必烦热，必口渴，必小便有异于常，舍此则非所宜矣。

栀子

【药证】烦；胸中窒（胸口位置疾患多用）；头汗。

【解析】

（1）除烦：如栀子豉汤。

（2）胸中窒：栀子豉汤有证。如食管炎或食管位置的疾病，自觉食管发热、烧灼或发冷都可以，胸中窒，仲景提示的部位很重要。

（3）头汗出：如小便不利而头汗的茵陈蒿汤，小便利的栀子豉汤、栀子干姜汤。

【拓展】

1.《药征》

主治：心烦也。

旁治：发黄。

详解：故无心烦之证者，而用之则未见其效矣。

2.《本经疏证》

仲景用栀子，实具此二义。

于热邪烦懊证：取其于土中收清肃之气以胜之，则栀子豉汤、栀子甘草豉汤、栀子生姜豉汤、枳实栀子豉汤，皆是也；

于湿热成黄证：取其于郁中鼓畅发之气而开之，则茵陈蒿汤、栀子大黄汤、大黄硝石汤，皆是也。

若夫汗吐下后，有干呕烦者，有脉浮数烦渴者，有胸满烦惊者，又非栀子所宜，则栀子所治之烦，必系误治以后，胸中烦，满而不硬，不下痢者，方为合剂也。

大黄

【药证】排便困难；腹满痛；小便不利；谵语。

【解析】

（1）排便困难：如大承气汤里面的"大便难"。

（2）腹满痛：如大承气汤的腹满痛，桂枝加大黄汤的大实痛者。大黄证的腹痛，可以是全腹部位。如桂枝加芍药汤就是治疗腹满时痛，疼痛时间不是很长，程度不是很厉害，桂枝加大黄汤是治疗腹部大实痛，腹部一直满痛的，疼痛比较严重。

（3）治小便不利：大黄有治疗小便不利的功效，如茵陈蒿汤独取大黄治疗小便不利。

（4）谵语：如调胃承气汤、大承气汤、小承气汤、柴胡加龙骨牡蛎汤，有大黄的经方，都可以有阳明谵语。

【拓展】

1.《药征》

主治：通利结毒也。（故能治胸满、腹满、腹痛，及便闭、小便不利。）

旁治：发黄、瘀血、肿脓。

凡药剂之投，拔病之未及以断其根，则病毒之动，而未能爽快，仍贯其剂也。毒去而后爽快，虽千万人亦同。世医毒畏下剂，故遽见其毒未去也，以为元气虚损，岂不亦妄哉！

2.《本经疏证》

仲景用大黄每谆谆致戒于攻下，而于虚实错杂之际，如柴胡加龙骨牡蛎汤、鳖甲煎丸、风引汤、大黄䗪虫丸等方，反若率意者。今之人则不然，于攻坚破积，则投之不遗余力，而凡涉虚者，则畏之如砒鸩。殊不知病有因实成虚，及一证之中，有虚有实，虚者宜补，实者自宜攻伐，乃撤其一面，遗其一面，于是虚因实而难复，实以虚而益猖，可治之候，变为不治，无怪乎医理之元，今人不及古人还甚也。

芒硝

【药证】阳明潮热；燥屎（大便干结）。

【解析】

（1）潮热，如小柴胡加芒硝汤、大陷胸汤、大承气汤证可见。

（2）燥屎，如大承气汤证中的"有燥屎在胃中（肠道）""胃中必有燥屎五六枚"，都是芒硝软化大便。

【拓展】

《本经疏证》

芒硝岂能治渴？己椒苈黄丸偏加之以治渴；

芒硝安能止利？小柴胡汤偏加之以止利是也。

盖津液与痼癖结，遂不得上潮为渴，去其痼癖，正使津液流行。积聚结于中，水液流于旁，为下利，去其积聚，正所以止其下利耳，又岂有他奇也哉！

厚朴

【药证】喘（有腹胀的喘）；腹满。

【解析】

（1）喘：如大承气汤证的喘，是"腹满而喘"，即厚朴证。

（2）腹满：如栀子厚朴汤、大承气汤、小承气汤、厚朴七物汤、厚朴生姜半夏甘草人参汤中，都有腹满的厚朴证。

【拓展】

1.《药征》

主治：胸腹胀满也。

旁治：腹痛。

解说：厚朴脱人之元气，徒虚语。

2.《本经疏证》

枳朴之异而同，同异之间，枳实之所以泄满，厚朴之所以已胀者，可窥矣。二物之用，厚朴偏于外，枳实偏于内，厚朴兼能治虚，枳实惟能治实，既言之详矣。

枳实

【药证】心中痞；心下坚（硬）；下重（下垂）。

【解析】

（1）心中痞，如大柴胡汤、桂枝生姜枳实汤、枳实薤白桂枝汤中的枳实证。

（2）心下坚，如枳术汤中，枳实消除心下坚硬的症状。

（3）下重（包括下垂），如四逆散中的下重的枳实证。临床上脱肛、子宫下垂、胃下垂，枳实证多见。

【拓展】

1.《药征》

主治：结实之毒也。

旁治：胸满胸痹、腹满腹痛。

详解：仲景氏用承气汤也，大实大满、结毒在腹，则大承气汤，其用枳实也，五枚。唯腹满不通，则小承气汤，其用枳实也，三枚。

枳实主治结实，斯可以见已。

2.《本经疏证》

厚朴除满，是除胀满；枳实除满，是除坚满；

枳实除满而且除痛，厚朴除满而不治痛。

瓜蒌

【药证】胸痛。

【解析】瓜蒌胸痛的药证，如瓜蒌薤白半夏汤、瓜蒌薤白白酒汤、小陷胸汤中可见。

【拓展】

1.《药征》

主治：胸痹也。

旁治：痰饮。

枳实薤白桂枝汤条曰胸痹云云，枳实薤白桂枝汤主之，人参汤亦主之。《金匮要略》往往有此例，此非仲景之古也。夫疾医之处方也，各有所主，岂可互用乎脚痹而胸满上气、喘息咳唾，则枳实薤白桂枝汤主之。

胸痹而心下痞硬，则人参汤主之。此所以不可相代也，学者思绪。

2.《本经疏证》

瓜蒌实非能治实也，亦不治虚。瓜蒌实之裹无形攒聚有形，使之滑润而下，则同能使之下，自是治实之方，仅能使之下，不能使其必通，又非纯乎治实之道矣。

薤白

【药证】心中痞气（气结在胸而胸满、气满憋闷）。

【解析】

心中痞气，在栝楼薤白白酒汤、栝楼薤白半夏汤、枳实薤白桂枝汤中都有胸满、喘息或不得卧的憋闷症状。

"胸痹之病，喘息咳唾，胸背痛，短气，寸口脉沉而迟，关上小紧数，栝楼薤白白酒汤主之。"

"胸痹不得卧，心痛彻背者，栝楼薤白半夏汤主之。"

"胸痹，心中痞气，气结在胸，胸满，胁下逆抢心，枳实薤白桂枝汤主之，人参汤亦主之。"

【拓展】

1.《药征》

主治：心胸痛而喘息咳唾也。

旁治：背痛心中痞。

2.《本经疏证》

薤之为物，胎息于金，发生于木，长成于火。是以其功用，能于金中宣发木火之气。金者，肺与大肠也。喘息咳唾胸背痛短气，非肺病而何；泄利下重，非大肠病而何？

石膏

【药证】腹满、面垢（眼屎）；口渴；对汗出有一定疗效。

【解析】

（1）腹满、面垢：219 条三阳合病，腹满身重，难于转侧，口不仁，面垢，谵语遗尿，发汗则谵语，下之则额上生汗，手足逆冷。若自汗出者，白虎汤主之。这里的阳明腹满和面垢，都是石膏证。

（2）口渴：白虎汤证应该有口渴的症状，没有加参，石膏一样可以止渴。如350 条："伤寒，脉滑而厥者，里有热，白虎汤主之。"里有热，古代怎么判断？口渴喜冷饮，就用朴素的"里有热"几个字表达，仲景用"外有热"表达出汗，而用"里有寒"表达腹泻，这个大家可以参看一下条文，如：225 条"脉浮而迟，表热里寒，下利清谷，四逆汤主之。"317 条"少阴病，下利清谷，里寒外热，手足厥逆，脉微欲绝。身反不恶寒，其人面色赤，或腹痛，或干呕，或咽痛，或利止脉不出者，通脉四逆汤主之"。这里里寒，不是温度测试，而是腹泻的表达；外热，不是体温高，而是汗出的直观观察。

（3）汗出：麻杏石甘汤、越婢汤、白虎汤中的石膏，汗出证明显，方证对应前提下临床验证亦显效。

【拓展】

1.《药征》

主治：烦渴也。

旁治：谵语、烦躁、身热。凡病烦躁者，身热者，谵语者，及发狂者，齿痛者，头痛者，咽痛者，其有烦渴之证也；得石膏而其效核焉。

2.《本经疏证》

石膏之治热，乃或因风鼓荡而生之热，或因水因饮蒸激而生之热，或因寒所化之热，原与阴虚生热者无干，其《本经》所谓口干舌焦，乃心下逆气惊喘之余波，故下更著不能息为句。说者谓麻黄得石膏，则发散不猛。此言虽不经见，然以麻杏甘膏汤之汗出而喘，越婢汤之续自汗出证之，则不可谓无据矣。

知母

【药证】口干舌燥、舌干燥而烦；口不仁（麻木）；谵语（肠干燥，可以通便）。

【解析】

（1）舌干燥而烦：白虎加人参汤证有明示。

（2）口不仁：临床常见舌头麻木，白虎汤有证。

（3）谵语：这个是津亏液耗肠干燥的知母证，白虎汤有描述。

关于知母证的舌上燥，临床上运用酸枣仁汤治疗失眠有知母这个药证，只要患者有口干舌燥表现的失眠，酸枣仁汤特效；而没有口干舌燥的失眠，临床试验则效果不好，供参考。

【拓展】

1.《药征》

主治：烦热。

2.《本经疏证》

消渴者多用知母而兼行水，渴利者多不用知母而兼温通。盖小便少者多由胃热，胃热则下焦反无阳，不能化水；小便多者多由肾热，肾热则吸引水精直达于下脏，摄其气府，泻其质为至速矣。

人参（党参）

【药证】不欲食、食后胃胀；心下硬。

【解析】

（1）不欲食，或食后胃胀：在小柴胡汤、乌梅丸、外台茯苓饮有明示。

（2）心下硬：生姜泻心汤、甘草泻心汤、旋覆代赭汤、桂枝人参汤、木防己汤，都是单独的人参证解心下硬。

【拓展】

1.《药征》

主治：心下痞坚、痞硬、支结也。

旁治：不食、呕吐、喜唾、心痛、腹痛、烦悸。

2.《本经疏证》

茯苓四逆汤、吴茱萸汤、附子汤、乌梅丸之主肠胃中冷也；

黄连汤、大建中汤、柴胡桂枝汤、九痛丸之主心腹鼓痛也；

厚朴生姜甘草半夏人参汤、人参汤之主胸胁逆满也；

四逆加人参汤、理中丸之主霍乱也；

干姜黄连黄芩人参汤、竹叶石膏汤、大半夏汤、橘皮竹茹汤、麦门冬汤、干姜半夏人参丸、竹叶汤之主吐逆也；半夏生姜二泻心汤、薯蓣丸之主调中也；

白虎加人参汤、小柴胡加人参汤之主消渴也；

炙甘草汤、通脉四逆汤、温经汤之主通血脉也；

旋覆花代赭石汤、鳖甲煎丸之主破坚积也。

似尽之矣，而未也，如桂枝新加汤、小柴胡汤、小柴胡诸加减汤、侯氏黑散、泽漆汤，终不可不谓之除邪气耳。

然有邪气而用人参者，其旨甚微，故小柴胡汤证，若外有微热，则去人参；又桂枝汤加人参生姜，不曰桂枝汤加人参，而曰新加，则其故有在矣。

阿胶

【药证】出血证（止血）；虚弱、不得眠（入睡难）。

【解析】

（1）出血证：在黄土汤、芎归胶艾汤中有出血证。

（2）虚弱、不得眠：在炙甘草汤、白头翁加甘草阿胶汤、薯蓣丸中有明示；黄连阿胶汤的不得卧和猪苓汤的不得眠，都是阿胶证。

【拓展】

1.《药征续编》

主治：诸血证。

兼治：心烦、不得眠者。

今医见之，谓之补血药。虽然，以余观之，谓之化血而可也。何以言之？

则阿胶配之猪苓、泽泻、滑石，则泻瘀血于小便；

配之大黄、甘遂则下瘀血于大便；

配之黄芩、黄连则除瘀血心中烦者；

配之甘草、黄柏、秦皮、白头翁，则治瘀血热利下重者；

配之当归、芎䓖、地黄、芍药、艾叶，则止瘀血腹中疼痛者；

配之术、附子、黄土，则治瘀血恶寒小便不利者。

由此观之，则岂谓之补血可乎？后世皆见其枝叶，而不知其根本。医之所以误治者不亦宜乎？

2.《本经疏证》

阿胶随芩连，是化阴以济阳；随术附，是和阳以存阴，名曰益血，实以导液，亦一举而两利存焉者也。

若夫邪气牢固，劫气血而结癥瘕，则用厚朴、乌扇、半夏、桂枝行气，而使人参防其太滥，用紫葳、牡丹、桃仁、䗪虫通血，而使阿胶挽其过当，羸瘦过甚，血空而风气袭之，则用薯蓣、白术、甘草益气，以人参率之，用地黄、川芎、芍药、当归和血，以阿胶导之，此鳖甲煎丸、薯蓣丸之任阿胶，亦不为轻矣。

地黄

【药证】津液亏虚的躁狂；出血；虚劳。

【解析】

（1）津液亏虚的躁狂：如防己地黄汤、百合地黄汤。

（2）出血：可凉血止血，如当归建中汤治疗出血不止加地黄、阿胶。

（3）虚劳：如炙甘草汤的大量地黄，肾气丸、薯蓣丸中的地黄证。

【拓展】

1.《药征》

主治：血证及水病也。

后世之医者，以八味丸为补肾剂，何其妄也。

张仲景曰：脚气上入，少腹不仁者，八味丸主之；又曰：小便不利者；又曰：转胞病，利小便则愈；又曰：短气有微饮，当从小便去之。壹是皆以利小便为其功。《书》云：学于训乃有获。呜呼！学于古训，斯有犹药功矣。

2.《本经疏证》

地黄之用，不在能通而在能养，盖经脉筋络干则收引，润则弛长，是养之即所以续之，《本经》疗跌折绝筋，仲景治脉结代，胥是意也。

当归

【药证】手足冷；脉细；腹痛。

【解析】

（1）手足冷和脉细：在当归四逆汤中明示。

（2）腹痛：在当归芍药散、当归建中汤、芎归胶艾汤、当归生姜羊肉汤中，腹痛的当归证明显。

【拓展】

1.《药征》

本草以当归、川芎治血，为产后要药。为则按：仲景氏治血方中，无此二药者多。而治他证之方中，亦有此二药。如奔豚汤、当归羊肉汤、酸枣仁汤类是也。由是观之，不可概为治血之药也。

2.《本经疏证》

当归能治血中无形之气，不能治有形之气，故痈肿之已成脓者，癥癖之已成形者，古人皆不用。独于胎产诸主，用之最多，则以胎元固血分中所钟之阳气也，特既已成形，则月事不行，月事不行，则气滞于血者，非一端矣。妇人产后腹中绞痛，全似阴寒结于血分，特绞痛与急痛有别，胁痛里急又与腹痛里急相殊，以是知为气阻血中，乃气之虚，非气之实也。

杏仁

【药证】喘（有痰的喘）；胸闷（有痰的胸闷）。

【解析】

（1）喘（有痰的喘）：杏仁治疗有痰的喘，如麻黄汤、麻杏石甘汤、桂枝加厚朴杏子汤。小青龙汤还提出：喘者，去麻黄加杏仁，虽有医家认为是错误的，但是仲景是指喘得厉害且伴有痰的喘，非杏仁莫属。

（2）胸闷（有痰的胸闷）：就是茯苓杏仁甘草汤的"胸痹，胸中气塞"症状，即杏仁证。

【拓展】

1.《药征》

主治：胸间停水也（故治喘咳）。

旁治：短气、结胸、心痛、形体浮肿。

杏仁、麻黄同治喘而有其别。胸满不用麻黄，身疼不用杏仁。其二物等用者，以有胸满身疼二证也。

2.《本经疏证》

然用麻黄者不必尽用杏仁，在《伤寒》《金匮》两书可案也。惟"喘家作桂枝汤加厚朴杏子汤佳"，凡麻黄汤证多兼喘，则凡用杏仁，皆可谓为喘设矣。乃小青龙汤偏以喘去麻黄加杏仁，其故何钦？不用麻黄而用杏仁，云以其人血虚，则其故有在矣。

五味子

【药证】面色如醉（脸红）；咳嗽。

【解析】

（1）面色如醉（脸色红）：桂苓五味甘草汤的"青龙汤下已，多唾口燥，寸脉沉，尺脉微，手足厥逆，气从小腹上冲胸咽，手足痹，其面翕热如醉状，因复下流阴股，小便难，时复冒者，与桂苓五味甘草汤，治其气冲"。面翕热如醉状，就是五味子证。注意：此"面翕热如醉状"应与黄芩证的面红鉴别。

（2）咳嗽：如射干麻黄汤之咳而上气；小青龙汤的咳逆倚息不得卧；小青龙加石膏汤之肺胀，咳而上气；以及四逆散、小柴胡汤的咳者加五味子、干姜，都明示咳嗽是五味子证。

【拓展】

1.《药征》

主治：咳而冒者也。

五味子、泽泻，皆主治冒者，而有其别。五味子治咳而冒者，泽泻治眩而冒者也。

2.《本经疏证》

五味子所治之证，《伤寒》仅言咳逆，《金匮要略》则兼言上气，如射干麻黄汤之咳而上气，喉中水鸡声；小青龙加石膏汤之肺胀，咳逆上气，烦躁而喘也。

夫伤寒之关键，无论其为太阳、少阳、少阴，凡咳者均可加入五味子、干姜。

桔梗

【药证】肿脓；血分的咽喉痛。

【解析】

（1）脓肿：排脓散即枳实芍药桔梗鸡子黄；排脓汤即桔梗汤加姜枣，桔梗汤即甘草桔梗，都治疗身体脓肿（包括肺痈吐脓如米粥者），共同药物是桔梗，脓肿的药证明显。

（2）咽喉痛，可与甘草汤，如果不行，再与桔梗汤，治疗血分的咽痛。桔梗汤治血痹，桔梗入血分。

【拓展】

1.《药征》

主治：浊唾肿脓也。

旁治：咽喉痛。

详解：凡吐下臭脓者，其病在胸也，而为肺痈。其病在腹也，而为肠痈，其亦可也。治之之法，不为名所拘，而随其证，是为仲景也。

2.《本经疏证》

排脓散，即枳实芍药散，加桔梗鸡子黄也；

排脓汤，即桔梗汤加姜枣也。

二方除桔梗外，无一味同，皆以排脓名，可见排脓者必以桔梗，而随病之浅深以定佐使，是桔梗者，排脓之君药也。

葶苈子

【药证】水饮所致的喘满；水饮所致的胸腔、腹腔积液。

【解析】喘满（临床上包括胸腔积液），如葶苈大枣泻肺汤的葶苈子证；肠间水气（包括腹腔积液），已椒苈黄丸的葶苈子证。

【拓展】

1.《药征》

主治：水病也。

旁治：肺痈结胸。

或问曰：葶苈大枣汤、桔梗汤、桔梗白散，同治肺痈，而异其方，何也？

为则答曰：用桔梗之证，浊唾腥臭，久久吐脓者也。

用葶苈之证，浮肿清涕，咳逆喘鸣者也。

故因其见证而处方，不为病名所绊，斯为得也。

2.《本经疏证》

《淮南子》云：大戟去水，葶苈愈胀。于此可见肿而不胀，非上气喘逆者，非葶苈所宜矣。肺痈喘不得卧，肺痈胸满胀，一身面目浮肿，鼻塞清涕出，不闻香臭，酸辛咳逆上气，喘鸣迫塞，支饮不得息者，皆与葶苈大枣泻肺汤；水证胃家虚烦，咽燥欲饮水，小便不利，水谷不化，面目手足浮肿，与葶苈丸下水，则葶苈之用，前说不可云不售矣（注：不售指没有应验）。

水蛭

【药证】瘀血（健忘、消谷喜饥、肌肤甲错）。

【解析】喜忘、消谷喜饥，瘀血的原因，抵当汤的水蛭证（活血化瘀药都可以）；条文237条有瘀血证"其人喜忘者"、257条有瘀血证"合热则消谷喜饥"的描述。

肌肤甲错，如《金匮要略》的大黄䗪虫丸证的水蛭证（活血化瘀药如桃仁、虻虫、䗪虫都可以）。

【拓展】

《药征》

主治：血证也。

详解：水蛭主治血证也，其法有三焉。

一曰少腹硬满、而小便利者，此为有血；而不利者，为无血也。

二曰病人不腹满而言腹满也。

三曰病人喜妄，屎虽硬，大便反易，其色必黑，此为有血也。

法仲景氏诊血证之法，不外于兹矣。

乌梅

【药证】消渴；下利（临床还可以用于息肉）。

【解析】

厥阴病的提纲证，就是乌梅丸证，其中的"消渴""下之，利不止"，就是乌梅证。

临床乌梅用于胃肠息肉、宫颈息肉、效果不错，这是临床经验之谈，仅供参考。

《神农本草经》

主下气，除热，烦满，安心，肢体痛，偏枯不仁，死肌，去青黑痣，恶疾。生川谷。

薏苡仁

【药证】痹痛，规律发作的痹痛。

【解析】如麻杏苡甘汤的"日晡所剧者"、薏苡附子散的"胸痹缓急者"，有规律的发作。这也是我们临床上的抓手，如下午加重的风湿病，不稳定型心绞痛可以多考虑用薏苡仁。

【拓展】

《本草经解》

主筋急拘挛、不可屈伸，久风湿痹，下气，久服轻身益气（糯米炒）。

赤小豆

【药证】小便不利；痈脓。

【解析】

（1）小便不利（利尿）：如麻黄连翘赤小豆汤。

（2）痈脓：如赤豆当归散。

【拓展】

《本草崇原》

主下水肿，排痈肿、脓血。

茵陈蒿

【药证】发黄（阳明病的发黄）。

【解析】发黄：如茵陈蒿汤、茵陈五苓散的发黄、黄疸，都是茵陈蒿证。

1.《神农本草经》

味苦，平。

主治风湿寒热邪气，热结黄疸，久服轻身，益气，耐老，生太山。

2.《名医别录》

微寒，无毒。

主治通身发黄，小便不利，除头热，去伏瘕，久服面白悦，长年。

白兔食之仙，生太山及丘陵坂岸上，五月及立秋采，阴干。

白头翁

【药证】热利下重。

【解析】热利下重：如白头翁汤的白头翁证。

【拓展】

1.《神农本草经》

味苦，温。

主治温疟，狂易，寒热，癥瘕积聚，瘿气，逐血，止痛，治金创。

一名野丈人，一名胡王使者，生嵩山山谷。

2.《名医别录》

白头翁有毒。

主治鼻衄，一名奈何草，生嵩山及田野，四月采。

淡豆豉

【药证】烦。

【解析】如栀子豉汤的虚烦不得眠、心中懊恼、心中结痛，这个药证需要与栀子共同配合起作用。

【拓展】

1.《名医别录》

味苦，寒，无毒。

主治伤寒头痛寒热，瘴气恶毒，烦躁满闷，虚劳喘吸，两脚疼冷。

又杀六畜胎子诸毒。

2.《药性论》

得醯良，杀六畜毒，味苦甘。

主下血痢如刺者，豉一升，水渍才令相淹，煎一两沸，绞取汁，顿服，不差，可再服。

又伤寒暴痢腹痛者，豉一升，薤白一握，切，以水三升，先煮薤，内豉，更煮汤，色黑，去豉，分为二服，不差再服，熬末。

能止汗，主除烦躁，治时疾热病，发汗。

又治阴茎上疮痛烂，豉一分，蚯蚓湿泥二分，水研和，涂上，干易。

禁热食酒菜蒜。

又寒热风，胸中疮，生者可捣为丸服，良。

酸枣仁

【药证】虚烦不得眠。

【解析】如酸枣仁汤中的虚劳虚烦不得眠的酸枣仁证。

【拓展】

1.《神农本草经》

味酸，平。

主治心腹寒热，邪结气，四肢酸疼湿痹，久服安五脏，轻身，延年。生河东川泽。

2.《名医别录》

酸枣：无毒。

主治烦心不得眠，脐上下痛，血转，久泄，虚汗，烦渴。补中、益肝气、坚筋骨、助阴气、令人肥健。生河东，八月采实，阴干，四十日成。（恶防己。）

3.《药性论》

酸枣仁：主筋骨风。沙末作汤服之。

赤石脂

【药证】下利脓血（止利）。

【解析】如桃花汤、赤石脂禹余粮汤中的赤石脂证。临床上验证，赤石脂的确有止利作用，是治疗下利脓血很有效的药。

【拓展】

1.《药征续编》

主治水毒下利。故兼治便脓血。

2.《本草新编》

凡有溃疡，收口长肉甚验。能止血归经，养心气，涩精，住泻痢。此亦止涩之药，内外科俱不可缺者也。

甘遂

【药证】水证（留饮），如甘遂半夏汤、大黄甘遂汤，方中甘遂逐水去饮。

大戟　芫花

【药证】水证（支饮、悬饮）引起的痛、咳。如十枣汤。

龙骨　牡蛎

【药证】惊（惊狂不安）；虚劳（血气亏虚）的烦躁。

【解析】如柴胡加龙骨牡蛎汤、桂枝甘草龙骨牡蛎汤、桂枝去芍药加蜀漆牡蛎龙骨救逆汤中的龙骨牡蛎证。

【拓展】

（一）龙骨

1.《药征》

主治：脐下动也。

旁治：烦惊失精。

2.《本经疏证》

火离于土而不归，则惊痫癫狂，水离于土而不藏，则溲多泄利，阴不附土而阳逐之，则遗精溺血，阳不附土而阴随之，则汗出身热，心下伏气癥瘕坚结，蛰而不能兴也，夜卧自惊恚怒咳逆，兴而不能蛰也，种种患恙，一皆恃夫龙骨以疗之，则其取义于土之能发敛水火。

（二）牡蛎

1.《药征》

主治：胸腹之动也。

旁治：惊狂、烦躁。

详解：牡蛎、黄连、龙骨，同治烦躁，而各有所主治也。

膻中：黄连所主也。

脐下：龙骨所主也。

而部位不定，胸腹烦躁者：牡蛎所主也。

2.《本经疏证》

龙骨之用，在火不归土而持水，牡蛎之用，在阳不归阴而化气也，龙骨牡蛎联用之证，曰惊狂，曰烦惊，曰烦躁，似二物多为惊与烦设矣，而所因不必尽同。

黄连　人参

【药证】心下痞硬；饥不欲食。

【解析】

（1）心下痞硬：如生姜泻心汤、甘草泻心汤。

（2）饥不欲食：如乌梅丸。

瓜蒂

【药证】宿食、邪结在胸当吐之证。如瓜蒂散。

粳米

【药证】阳明津液损伤证，如白虎汤、竹叶石膏汤的粳米证，就是补充津液的作用。

《本草经解》

主益气，止烦止泄。

射干

【药证】哮鸣（喉中水鸡声），如射干麻黄汤证，临床显效。

第二节 《伤寒论》常用脉证

1. 脉浮

①脉浮：主太阳病。

②脉浮紧：伤寒脉，如麻黄汤脉证。

③脉浮缓：桂枝汤脉证。（"脉浮缓"是桂枝汤的抓手之一。）

注：脉浮缓，是与脉浮紧对应的手感。

2. 脉紧

脉紧：主痛。

缓脉与紧脉的区别如下。

脉缓是与脉紧相对的一种脉象表述，我们临床上如何去判断两者，我觉得胡希恕先生的比喻非常形象，可供大家参考。

"把叶子烟裹得很紧，那么应指很硬，边界清晰，把叶子烟抽掉一部分，裹松点儿，应指软，宽泛一点儿。"

所以大家学习的时候，知道麻黄汤证"脉浮紧"，应指浮、硬，津液充足；桂枝汤证"脉浮缓"，应指浮而软，宽泛一点儿，清晰度没有那么强（津液匮乏一些）。

3. 脉沉

脉沉：主水饮，主里。如越婢加术汤的里水，木防己汤的支饮，附子汤、四逆汤的少阴里证。

4. 脉弦

脉弦：少阳脉。如小柴胡汤证。231条的"脉弦浮大"指少阳、太阳、阳明三阳合病，独取少阳用小柴胡汤。

5. 脉滑

脉滑：阳明病脉。如白虎汤证、小承气汤证、大承气汤的脉证。

6. 脉大

脉大：阳明病脉象。

如脉洪大，白虎加人参汤证的脉证；186 条：伤寒三日，阳明脉大。

7. 脉缓

脉缓：太阳中风脉证。如《伤寒论》第 2 条：太阳病，发热汗出，恶风脉缓者，名为中风（桂枝汤证）。

8. 脉微

脉微：少阴脉、厥阴脉，附子证，如四逆汤证、乌梅丸证。

药证方证医案

提要

第一节　呼吸系统疾病

第二节　循环系统疾病

第三节　消化系统疾病

第四节　泌尿系统疾病

第五节　内分泌和代谢性疾病

第六节　风湿性疾病

……

第一节 呼吸系统疾病

一、咳嗽

小青龙汤证

案例 唐某某，男，26 岁。初诊：2023 年 7 月 21 日。

[主诉] 反复咳嗽 8 个月，加重 15 天。

[现病史] 患者反复咳嗽 8 个月，受凉后加重 15 天，在外院输注抗生素、氨溴索，口服止咳化痰药 8 天，未效。

[刻下] 刺激样咳嗽明显，痰多。咽干、咽痒，说话多加重。清鼻涕，不欲饮，冬天肢冷。小便黄少，舌淡苔白，脉沉弱。

[中医诊断] 咳嗽。

[处方] 小青龙汤。

麻黄 12g，桂枝 15g，白芍 15g，炙甘草 15g，醋五味子 9g，干姜 15g，细辛 12g，姜半夏 7g。5 剂，每日 1 剂。

二诊： 2023 年 7 月 27 日。患者反馈，服用上方 2 剂，咳嗽就明显减轻，5 剂后，痰明显减少，咽干咽痒大减，效不更方，5 剂，巩固治疗。

[分析] 痰多，甘草干姜汤对其是有帮助的，因为《金匮要略》云："肺痿吐涎沫而不咳者，其人不渴，必遗尿，小便数。所以然者，以上虚不能制下故也。此为肺中冷，必眩，多涎唾，甘草干姜汤以温之。若服汤已渴者，属消渴。"

说话时咽干明显，说明局部津液相对不足，甘草干姜汤可以补充局部的津液，继而痰就会少一些，另外，干姜、细辛、五味子可以化痰止咳；咽痒、清鼻涕，可视为外证即对应麻黄证；不欲饮对应半夏证；冬天肢冷对应细辛或者干姜证，所以不能单纯用甘草干姜汤。由药证推出方证小青龙汤，患者反复咳嗽，受凉后加重，有痰多，流清鼻涕等症，小青龙汤主治外寒内饮，所以方证、药证对应。

［思路提示］

1. 药证思路

麻黄证：咳喘。

半夏证：不欲饮。

干姜证：手足冷；咽中干；吐涎沫。

细辛证：厥冷。

五味子证：咳嗽。

2. 方证思路

《伤寒论》第40条：伤寒表不解，心下有水气，干呕发热而咳，或渴，或利，或噎，或小便不利，少腹满，或喘者，小青龙汤主之。

二、过敏性肺炎

桂枝茯苓丸证、甘草干姜汤证、小青龙加石膏汤证、橘枳姜汤证、竹叶石膏汤证

案例 熊某某，女，35岁。初诊：2023年6月19日。

［主诉］反复咳嗽、咯痰、心累气促1年多，加重1个多月。

［现病史］1年多以前开始，患者出现反复咳嗽，咯白色黏痰，动则心累气促。近1个多月加重，且伴咽干咽痒，呼吸堵塞感，记忆力衰退，饥饿后头晕眼花，乏力手抖，汗多，口燥，口渴多饮，下肢酸。白带量多，小便量多、色黄。舌胖大，舌底瘀滞，脉沉涩。

在某医院住院治疗1个多月，检查诊断为外源性过敏性肺泡炎（即过敏性肺炎）纤维化型。全天24小时吸氧，院方建议换肺。

［西医诊断］过敏性肺炎。

［处方］桂枝茯苓丸合甘草干姜汤。

桂枝15g，茯苓40g，桃仁15g，赤芍15g，牡丹皮15g，炙甘草30g，干姜15g。7剂，每日1剂。

［分析］该患者的病情较为严重，需24小时吸氧，西医已束手无策，建议患者换肺，且要终身服用抗排异药物。该病不太常见，是外源性过敏性肺泡炎，现在相当于过敏性肺炎中的纤维化型（过敏性肺炎分为纤维化型和非纤维化型），

纤维化型更加危重。

症状为反复咳嗽、白色黏痰1年多，咽干、咽痒、咳嗽，一动就心累气促、活动受限，呼吸堵塞感。伴随症状是记忆力衰退，饥饿后头昏眼花、乏力手抖、舌干燥、腰酸、白带多、小便黄、舌胖大有瘀滞。

根据《伤寒论》第237条"其人喜忘者，必有蓄血。所以然者，本有久瘀血，故令喜忘……"第257条"合热则消谷喜饥，至六七日不大便者，有瘀血"。说明喜忘、饥饿后头晕乏力（消谷喜饥）都是体内有瘀血。

治疗首先要解决瘀的问题，到底是什么原因引起的免疫过激或者说变态反应型疾病还要再观察，选方桂枝茯苓丸。另外，根据症状"咽干而咽痒，汗出小便数"，选用甘草干姜汤补充津液，咽干得以改善则咽痒咳嗽就会缓解，且大剂量的炙甘草具有缓解免疫过激的作用，效果待观察。

[思路提示]

1. 药证思路

桂枝证：汗出；短气；心悸。

茯苓证：头晕；手抖（身为振振摇）；咳嗽；小便黄（小便不利）。

桃仁证：瘀血的喜忘，饥饿后头晕眼花。

甘草干姜证：咽中干，津液匮乏炼液为痰，汗出小便数。

2. 方证思路

《伤寒论》第29条：伤寒脉浮，自汗出，小便数……咽中干，烦躁，吐逆者，作甘草干姜汤与之，以复其阳。若厥愈足温者，更作芍药甘草汤与之。

《伤寒论》第30条：咽中干，烦躁，阳明内结，谵语烦乱，更饮甘草干姜汤。

《金匮要略》：妇人宿有癥病……所以血不止者，其癥不去故也。当下其癥，桂枝茯苓丸主之。

二诊： 2023年7月1日，患者初诊服桂枝茯苓丸合甘草干姜汤后，咽干、咽痒明显改善；黏痰多，小便黄多，饥饿后头晕眼花，乏力、手抖也有一定的改善。余症改善不明显。初诊原方加丹参增强养血化瘀作用。

[处方]桂枝茯苓丸合甘草干姜汤加丹参。

桂枝15g，茯苓15g，牡丹皮15g，桃仁15g，赤芍15g，炙甘草30g，干姜15g，丹参20g。7剂，每日1剂。

三诊：2023 年 7 月 8 日，患者二诊服完药后，饥饿后头晕眼花、乏力手抖症状消失，咽干症状已瘥，咯痰减少。仍见咳嗽，动则心累气促，鼻塞症状明显，口渴喜冷饮，舌头干燥，烦躁，汗多。舌体胖大，舌质淡红，苔薄白，脉浮数。

［**中医诊断**］咳嗽（外寒内饮型）。

［**处方**］小青龙加石膏汤。

麻黄 9g，桂枝 9g，赤芍 9g，炙甘草 9g，干姜 9g，细辛 9g，姜半夏 10g，醋五味子 10g，石膏 15g。7 剂，每日 1 剂。

［**分析**］症状以咳嗽、短气、口渴烦躁，鼻塞为主，痰白质稀，选用小青龙加石膏汤。

［**思路提示**］

1. **药证思路**

麻黄证：咳喘。

桂枝证：汗出；心悸，短气。

干姜细辛五味子证：咳嗽。

细辛证：心下有水气。

石膏证：口渴，烦躁。

2. **方证思路**

《金匮要略·肺痿肺痈咳逆上气篇》：肺胀，咳而上气，烦躁而喘，脉浮者，心下有水，小青龙加石膏汤主之。

四诊：2023 年 7 月 14 日，三诊服小青龙加石膏汤后，咳嗽减轻，鼻塞，口渴，烦躁都明显缓解。效不更方，原方 7 剂。

五诊：2023 年 7 月 21 日，四诊服完药后，咳嗽、鼻塞、口渴烦躁明显缓解，现仍有动则喘累，呼吸堵塞感仍然明显，咽痒而咳嗽，胸闷。舌淡红，苔薄白，脉浮弱。

［**处方**］橘枳姜汤加紫菀冬花。

陈皮 60g，麸炒枳实 12g，生姜 30g，紫菀 10g，蜜款冬花 10g。3 剂，每日 1 剂。

［**分析**］患者患罕见性疾病即纤维化型的过敏性肺炎，首诊是从瘀血入手，症状是饥饿之后头晕眼花，乏力手抖，用桂枝茯苓丸后病情有所改善，后来症状是咳嗽、短气、鼻塞，口渴烦躁，我们用的是小青龙加石膏汤，药后咳嗽、口

渴、烦躁有好转。

本次主诉是一动就容易刺激性咳嗽，咽喉发痒、胸闷、气塞（呼吸堵塞感），根据条文"胸痹，胸中气塞，短气，茯苓杏仁甘草汤主之，橘枳姜汤亦主之"。橘枳姜汤方后注《肘后》《千金》云："治胸痹，胸中愊愊如满，噎塞习习如痒，喉中涩燥，唾沫"。

所以选择橘枳姜汤"治胸痹愊愊如满，噎塞习习如痒"的整体方证，另外咳嗽有点困难，就加了紫菀、款冬花，这两味药具有化痰止咳作用。

六诊： 2023 年 7 月 24 日，服用 3 剂橘枳姜汤加紫菀、冬花后，自觉咽痒胸闷及呼吸堵塞感有一定的好转，仍然动则喘、累，咳痰困难，原方跟进 5 剂。

七诊： 2023 年 7 月 29 日，六诊服完药后胸闷气塞明显好转。现症见轻微咽痒，感觉气往上逆就要咳嗽，而且咳嗽无力，一动就喘、累，后背燥热，口干口渴，纳呆。舌红苔少，脉细数。

［**处方**］竹叶石膏汤加桔梗。

淡竹叶 20g，石膏 48g，粳米 50g，人参 10g，麦冬 20g，姜半夏 7g，炙甘草 30g，桔梗 15g。7 剂，每日 1 剂。

［**分析**］患者多次复诊，现在已经可以下床走路了，病情得到控制并好转，但是这个病也不那么简单，七诊的抓手是患者自觉咳嗽没有力量、气往上逆就咽喉有点痒，这就是咽喉不利，有麦门冬汤的方证，"大逆上气，咽喉不利，止逆下气者，麦门冬汤主之"。患者同时有虚羸少气（动则喘累），咳嗽无力、气逆而喘、气逆而咳，与竹叶石膏汤的"虚羸少气，气逆而呕"很接近，竹叶石膏汤方证不一定非要气逆而呕，只要是气逆的表现，就如气逆而咳也是可以的。所以治疗咳嗽无力、虚羸少气动则喘累，用竹叶石膏汤是符合方证对应。

上方加桔梗暗含桔梗汤，桔梗汤本来可以治疗咳嗽，还有最重点的是本病是纤维化型的过敏性肺炎，在这里相当于用治疗血痹的思维，即用桔梗去治血痹，而不是单纯的取桔梗止咳化痰之功。

［**思路提示**］

1. **药证思路**

石膏证：口渴。

人参证：纳呆。

炙甘草证：少气。

麦冬证：咽喉不利。

咳嗽，血痹（肺纤维化）：桔梗汤证。

2. 方证思路

《伤寒论》：伤寒解后，虚羸少气，气逆欲吐，竹叶石膏汤主之。

患者反馈，服用竹叶石膏汤加桔梗 3 天后告知，虚羸少气、动则喘累明显改善，气逆咳嗽、口干燥热基本消除，而且有一点儿痰的时候，可以轻松咯出，不再因咯痰困难而面红耳赤。剩下的几剂药服完后自觉非常轻松，生活可以自理了，可以参与简单的户外活动。

后进 7 剂竹叶石膏汤加桔梗，因服药太久生厌，想暂停服药观察。嘱咐患者注意饮食起居规律，稍有不适，还要及时就医，巩固治疗成果。

三、呼吸衰竭

真武汤证

案例 卢某某，男，69 岁。初诊：2023 年 6 月 29 日。

[**主诉**] 动则气喘 4 年。

[**现病史**] 4 余年前，患者于因左肺纤维化行左肺 1/3 切除，术后至今持续出现动则气喘，疲乏，身重，头昏，但欲寐，欲闭目。腹部硬满有压痛，喜忘，饥饿后心慌乏力。偶尔吃饭干哕，饮水后胃振水声，不欲饮，便溏，小便黄。舌底瘀滞，苔水润，脉沉微。

[**外院检查诊断**] 肺大疱，慢性阻塞性肺气肿，Ⅱ 型呼吸衰竭，胸腔积液，后循环缺血，前列腺肥大。

[**中医诊断**] 喘证。

[**处方**] 真武汤加桃仁。

茯苓 40g，白术 30g，附片 20g，生姜 30g，赤芍 30g，桃仁 15g。3 剂，日 1 剂。

[**分析**] 该患者于 4 年前因左肺纤维化，肺手术已切掉了 1/3，外院检查诊断肺大疱、慢性阻塞性肺气肿、Ⅱ 型呼吸衰竭。现主诉动则气喘，疲乏身重，但欲寐欲闭目。腹诊：腹肌紧张，腹部硬，有压痛。处以真武汤。饥饿后乏力心慌，记忆力差，舌底瘀滞明显，从瘀血去治，所以加桃仁，即取桂枝茯苓丸意。

［思路提示］

1. 药证思路

附子证：但欲寐；体能低下。

茯苓证：头晕；下利；小便不利。

白术证：头眩。

芍药证：腹满腹痛。

生姜证：恶心呕吐。

2. 方证思路

《伤寒论》第316条：少阴病……小便不利，四肢沉重疼痛……真武汤主之。

二诊： 2023年7月8日，患者服完初诊药后，胃振水声消失，腹部硬满好转。动则气喘，头晕，心慌，乏力，偶尔口干。

［处方］桂枝茯苓丸合木防己汤、葶苈大枣泻肺汤。

党参10g，赤芍10g，防己15g，茯苓15g，桂枝20g，牡丹皮10g，炒桃仁10g，大枣10g，葶苈子15g，石膏45g。3剂，日1剂。

［思路提示］

1. 药证思路

木防己证：水肿。

桂枝证：胸满；短气，心悸。

人参证：不欲食，食后胃胀；心下硬。

石膏证：腹满、面垢；口渴。

葶苈子证：喘满；胸、腹腔积液。

2. 方证思路

《金匮要略》：膈间支饮，其人喘满，心下痞坚，面色黧黑，其脉沉紧，得之数十日，医吐下之不愈，木防己汤主之。

《金匮要略》：支饮不得息，葶苈大枣泻肺汤主之。

三诊： 2023年7月14日，患者二诊服完药后，喘累等症好转，偶有肠鸣。继续巩固治疗。

［处方］木防己汤合桂枝茯苓丸、葶苈大枣泻肺汤。

党参10g，赤芍10g，防己15g，茯苓15g，桂枝20g，牡丹皮10g，炒桃仁

10g，大枣 10g，葶苈子 15g，石膏 45g。3 剂，每日 1 剂。

四、肺癌

（一）厚朴麻黄汤证

案例 刘某某，男，66 岁。初诊：2023 年 6 月 26 日。

[主诉] 气喘、咳嗽 1 个月。

[现病史] 1 个月前，患者因气喘、咳嗽到外院检查，诊断为肺癌肝转移。

[刻下] 喘累，微咳，背痛，食管处灼痛，口渴喜冷饮，腹部坚硬。大便成型，小便黄。舌红苔白，舌底瘀滞，脉浮紧。

[西医诊断] 肺癌肝转移。

[中医诊断] 咳喘（癥瘕积聚）。

[处方] 厚朴麻黄汤加味。

厚朴 25g，麻黄 18g，醋五味子 10g，干姜 10g，细辛 9g，姜半夏 11g，苦杏仁 10g，石膏 30g，淮小麦 40g，栀子 15g，半枝莲 15g，白花蛇舌草 15g。7 剂，每日 1 剂。

二诊：2023 年 7 月 3 日，患者初诊服药后，食管处灼痛、喘累等诸症好转，新增腹胀，上方合枳术汤 7 剂，巩固治疗。

[处方] 厚朴麻黄汤合枳术汤。

厚朴 25g，麻黄 12g，醋五味子 6g，干姜 10g，细辛 6g，姜半夏 7g，苦杏仁 7g，石膏 30g，淮小麦 30g，栀子 15g，半枝莲 15g，白花蛇舌草 15g，麸炒枳实 15g，白术 20g。7 剂，每日 1 剂。

[分析] 咳嗽气喘，对应姜辛味，即干姜细辛五味子；喘累，腹部坚硬（腹满而喘）对应厚朴证；背痛对应麻黄证；食管处灼痛对应栀子证；口渴喜冷饮对应石膏证。咳嗽，脉浮而咳，方证对应厚朴麻黄汤。因此选方厚朴麻黄汤。

厚朴可下气治喘，麻黄、杏仁也可以治喘，所以厚朴麻黄汤里面治喘的药比较多。不管从药证还是方证，选方厚朴麻黄汤是比较对证的。

[思路提示]

1.药证思路

厚朴证：腹满；喘。

麻黄证：咳喘。

杏仁证：喘；胸闷。

栀子证：胸中窒。

石膏证：口渴。

2. 方证思路

《金匮要略》："咳而脉浮者，厚朴麻黄汤主之。"患者二诊服完药后，食管处灼痛、喘累、腹胀等诸症消失。虽然我们无法治愈患者的肺癌肝转移，但能解除患者现在的痛苦，也是中医的贡献。

（二）附子汤证

案例 王某某，女，76 岁。初诊：2023 年 6 月 12 日。

［**主诉**］肺癌骨转移 4 年，伴肋骨痛 1 个月。

［**现病史**］患者肺癌骨转移 4 年，肋骨痛 1 个月。不欲食，怕冷，疲乏、嗜睡，下肢水肿，腹痛，大便稀溏易失禁，小便黄少。舌胖大，舌淡红苔薄白，脉沉微。

［**西医诊断**］肺癌骨转移。

［**中医诊断**］胁痛。

［**处方**］附子汤。

人参 15g，白术 20g，茯苓 15g，白芍 15g，附片 10g。3 剂，每日 1 剂。

［**分析**］此案患者畏寒、疲乏、嗜睡，脉沉微，典型的少阴病；肋骨痛、嗜睡疲乏、脉微对应附子证；下肢水肿、舌胖大对应茯苓、白术证；不欲食对应人参证；便溏、小便不利对应茯苓证；腹痛对应芍药证；畏寒脉沉主水，对应附子汤整体方证（如附子汤的背恶寒），因此选方附子汤。

［**思路提示**］

1. 药证思路

人参证：不欲食。

白术证：肿；身重。

附子证：骨痛；但欲寐，脉微，少阴体能低下。

茯苓证：便溏，小便不利（如小便黄、小便少）。

白芍证：腹痛。

2. 方证思路

《伤寒论》第304条：少阴病，得之一二日，口中和，其背恶寒者，当灸之，附子汤主之。

《伤寒论》第305条：少阴病，身体痛，手足寒，骨节痛，脉沉者，附子汤主之。

二诊：2023年6月19日，患者服完初诊药后，肋骨痛、腿肿、大便失禁、腹痛消除。仍还有一些疲乏、嗜睡、食欲稍微欠佳，大便仍然稀溏，一天3次，口不渴。

［处方］理中丸加附子（附子理中丸）。

党参15g，白术15g，炙甘草15g，干姜15g，附片15g。3剂，每日1剂。

［分析］本次看诊，疲乏、嗜睡、纳差、便溏且数，用附子理中丸，为什么呢？因为不欲饮食对应人参证，便溏次数多用甘草干姜汤温之，嗜睡对应附子证。理中丸加附子，就相当于理中汤合方四逆汤，此合方对少阴病体能低下的疲乏疗效很好，对于不渴的腹泻效果也很好。

三诊：患者后于2023年6月25日再次复诊，肋骨痛、腿肿、大便失禁、疲乏、嗜睡、不欲食等诸症消失，效不更方，原方4剂，以巩固治疗。

［思路提示］

1. 药证思路

人参证：不欲食。

附子证：但欲寐，体能低下。

白术证：沉重。

炙甘草证：少气。

干姜证：补充津液。

2. 方证思路

《伤寒论》386条：霍乱，头痛发热，身疼痛，热多欲饮水者，五苓散主之，寒多不用水者，理中丸主之。

《伤寒论》323条：少阴病，脉沉者，急温之，宜四逆汤。

第二节　循环系统疾病

一、心动过速

（一）桂枝茯苓丸证

案例　刘某某，女，69 岁。初诊：2023 年 5 月 30 日。

[主诉] 心悸，胸闷 1 年，脐上动悸 5 天。

[现病史] 心悸，胸闷 1 年，脐上动悸 5 天。头晕，汗多，全身肌肉疼痛。餐后 2 ～ 3 小时即饿且伴乏力、头晕眼花，喜忘。舌边尖痛，无苔，舌底瘀滞，脉数。心率：127 次 / 分。

[西医诊断] 心动过速。

[中医诊断] 心悸。

[处方] 桂枝茯苓丸加龙骨牡蛎。

桂枝 15g，炙甘草 20g，茯苓 15g，桃仁 15g，赤芍 15g，牡丹皮 15g，龙骨 30g，牡蛎 30g。3 剂，每日 1 剂。

二诊：2023 年 6 月 2 日，患者述，前诊服一剂后，易饥、头昏眼花、心悸好转，心率下降至 85 次 / 分。效不更方，原方 7 剂，巩固疗效。

[分析] 根据《伤寒论》第 237 条 "……其人喜忘者，必有蓄血。所以然者，本有久瘀血，故令喜忘……"，第 257 条 "……合热则消谷喜饥，至六七日不大便者，有瘀血"。《金匮要略》"五劳虚极羸瘦，腹满不能饮食……内有干血，肌肤甲错，两目黯黑" 说明喜忘、饥饿后头晕、乏力均为体内有瘀血的征象。

[思路提示]

1. 药证思路

桂枝证：汗出；胸满；心悸，短气；气上冲。

茯苓证：头昏；心悸，悸动。

龙骨牡蛎证：惊；烦躁。

甘草证：补气；固护津液；汗多。

2. 方证思路

《金匮要略》：妇人宿有癥病……所以血不止者，其癥不去故也。当下其癥，桂枝茯苓丸主之。

《伤寒论》第 118 条：火逆下之，因烧针烦躁者，属桂枝甘草龙骨牡蛎汤。

（二）苓桂术甘汤证

案例 1 张某某，女，50 岁。初诊：2023 年 6 月 8 日。

[**主诉**]心悸、肌肉跳动 6 个月。

[**现病史**]心悸、肉瞤 6 个月，偶尔嗳气，晨起乏力，小便黄。舌胖大，齿痕舌，脉沉。

[**中医诊断**]心悸。

[**处方**]苓桂术甘汤。

炙甘草 20g，白术 20g，茯苓 40g，桂枝 30g。5 剂，每日 1 剂。

[**分析**]心悸、嗳气（气上冲）桂枝证，肉瞤对应茯苓证，脉沉对应水饮。乏力、身沉重对应真武汤，因有心悸（桂枝证）没用真武汤。

[**思路提示**]

1. 药证思路

桂枝证：心悸，悸动；气上冲。

茯苓证：震颤，肌肉跳动；小便不利。

2. 方证思路

根据《伤寒论》第 67 条：心下逆满，气上冲胸，起则头眩……茯苓桂枝白术甘草汤主之。

二诊：2023 年 7 月 3 日，患者服完初诊药后，心悸基本好转，肌肉跳感彻底消除。现症见疲乏、纳呆、恶心、心下压痛。

[**处方**]真武汤。

茯苓 40g，白术 20g，白芍 20g，生姜 25g，附片 15g。7 剂，每日 1 剂。

[**分析**]现增加主诉疲乏、纳呆、心下有压痛，根据药证恶心、纳呆对应生姜证，心下有压痛对应芍药证，再根据疲乏、身沉重，选方真武汤。

[思路提示]

1. 药证思路

附子证：但欲寐；少阴体能低下。

生姜证：恶心呕吐；纳差。

芍药证：腹满腹痛；心下急，心下满微痛。

2. 方证思路

《伤寒论》第316条：少阴病……小便不利，四肢沉重疼痛……真武汤主之。

案例2 丁某某，男，60岁。初诊：2023年6月24日。

[主诉]心慌、心悸3天。

[现病史]心慌、心悸3天，动则汗出，头晕蒙，喜忘，饭后心下痞胀，易咬伤口腔内颊黏膜，冬天皮肤干燥。大便溏，小便黄。舌胖大，舌底瘀滞，脉沉涩。

[中医诊断]太阳太阴合病夹瘀血。

[处方]苓桂术甘汤加桃仁。

茯苓40g，桂枝30g，白术20g，炙甘草20g，桃仁15g。3剂，每日1剂。

二诊：2023年6月28日。患者服完初诊药后心慌、心悸、头晕蒙等诸症好转，效不更方，原方3剂，巩固治疗。

[分析]心慌对应桂枝证；心悸对应茯苓证；动则汗出桂枝证；头昏蒙见茯苓白术证；喜忘瘀血证，加桃仁或桂枝茯苓丸或抵当汤都可；口腔内颊黏膜易被咬伤，胖大舌，说明水饮重；冬天皮肤干燥是肌肤甲错，为血瘀证；吃饭后心下痞胀对应白术证；便溏、小便黄对应茯苓证；舌底瘀滞对应桃仁证。

[思路提示]

1. 药证思路

茯苓白术证：头晕。

茯苓证：头晕；心悸，悸动；小便不利；下利。

白术证：头重眩；心下痞，胀满。

桂枝证：汗出；心悸，短气。

2. 方证思路

《伤寒论》第67条：……心下逆满，气上冲胸，起则头眩……茯苓桂枝白术甘草汤主之。

（三）茯苓甘草汤证

案例 张某某，男，41 岁。初诊：2023 年 6 月 28 日。

[主诉] 心悸、疲乏 5 年，加重 1 个月。

[现病史] 心悸、疲乏 5 年，加重 1 个月。饥饿后心悸明显，不欲饮，饮水胃胀，汗出，头昏耳鸣，多梦。大便黏腻，小便黄少。舌胖大，苔薄白，脉沉弱。胸胁叩痛，心下压痛。外院诊治多次，症状改善不明显。

[中医诊断] 心悸。

[处方] 柴胡加龙骨牡蛎汤加桃仁。

北柴胡 20g，黄芩 8g，姜半夏 7g，党参 8g，大枣 10g，生姜 8g，牡蛎 30g，龙骨 30g，熟大黄 10g，桂枝 15g，茯苓 40g，桃仁 15g。3 剂，每日 1 剂。

[分析] 该患者症状较多，主诉心悸、疲乏、头晕、多梦，似乎对应苓桂术甘，但患者外院多次治疗无效，应仔细审证，经过叩诊胸胁和心下，发现患者胸胁叩痛，心下有压痛、拒按。

前文讲过，治疗症状复杂的疾病时，一定要分先后次序来治疗。此案例如果没有把胸胁不适解掉，随便用一个苓桂术甘汤或五苓散等方剂，可能疗效不佳。我们先解胸胁，胸胁对应柴胡证；心悸对应桂枝证；舌胖大、小便黄少对应茯苓证，不欲饮对应半夏证；头昏对应茯苓证；多梦对应龙牡证。只要胸胁叩击疼痛缓解，其他症状都会缓解。下一步可能采用真武汤，疲乏、身沉重是真武汤的整体方证，心下痛对应芍药证，饮水胃胀对应白术证。

本案加桃仁，因为患者瘀血明显，表现为饿了之后心悸明显。

治病应有先后顺序，三阳证共存时，一般先解少阳或阳明，再解太阳。合病多部位有症状时，先解胸胁症状。患者在外院服多次中药都无效，就是没抓住这个要点。

[思路提示]

1. 药证思路

柴胡证：胸胁满（胸胁痛，胸闷）。

半夏证：不欲饮。

桂枝证：汗出；心悸，短气。

茯苓证：头昏；下利；小便不利。

2. 方证思路

《伤寒论》107 条：伤寒八九日下之，胸满烦惊，小便不利，谵语，一身尽重，不可转侧者，柴胡加龙骨牡蛎汤主之。

二诊：2023 年 7 月 1 日。患者服完初诊药后，头晕、耳鸣、饮水则胃胀缓解。现晨起饥饿心悸，乏力，汗多。

[**处方**] 桂枝茯苓丸合抵当汤（去虻虫）。

桂枝 20g，茯苓 15g，牡丹皮 15g，桃仁 15g，酒大黄 10g，烫水蛭 6g。3 剂，每日 1 剂。

[**按**] 患者初诊服用柴胡加龙骨牡蛎汤后，头晕、耳鸣、饮水胃胀都得到缓解。现主诉晨起心悸、疲软、汗多判断为瘀血证，瘀血药证对应桃仁、赤芍、丹皮、水蛭、虻虫。汗多对应桂枝证。选方桂枝茯苓丸，为了加大化瘀的力度，合抵当汤（去虻虫）。

根据《伤寒论》第 237 条 "……其人喜忘者，必有蓄血，所以然者，本有久瘀血，故令喜忘……" 第 257 条 "……合热则消谷喜饥，至六七日不大便者，有瘀血"，《金匮要略》"五劳虚极羸瘦，腹满不能饮食……内有干血，肌肤甲错，两目黯黑"，说明喜忘、饥饿后头昏乏力都是体内有瘀血。

患者病史已 5 年，很多医生什么样的药都用过。从瘀血角度去治疗，是晨起心悸、疲软给了我们提示（饥饿后发慌、发软是瘀血证），药证相符。

[**思路提示**]

1. 药证思路

桂枝证：汗出。

桃仁、赤芍、丹皮、水蛭证：瘀血。

2. 方证思路

《金匮要略》：妇人宿有癥病……所以血不止者，其癥不去故也。当下其癥，桂枝茯苓丸主之。

《伤寒论》第 257 条：病人无表里证……合热则消谷喜饥……有瘀血，宜抵当汤。

三诊：2023 年 7 月 5 日，患者二诊服药 2 天后，因稍有腹泻，停服汤药，症状改善不明显。现主诉为晨起仍心慌发软、汗多，恶心，不欲饮，怕冷，肢冷，易感冒、小便黄少，大便溏。

［**处方**］茯苓甘草汤。

茯苓 30g，桂枝 30g，炙甘草 15g，生姜 4g。3 剂，每日 1 剂。

［**分析**］患者初诊因为心悸疲乏 5 年，但是有胸胁叩痛、心下压痛，饮水胃胀、汗出、头昏耳鸣，所以我们先解胸胁，用柴胡加龙骨牡蛎汤，服完药后头昏、耳鸣明显减轻，饮水胃胀也缓解。二诊服用桂枝茯苓丸合抵当汤，服药 2 天后有点腹泻，就没再服药。

现主诉晨起心慌、发软、汗多，明显恶心，怕冷，肢冷，容易感冒。汗多、心悸对应桂枝证；小便黄少、大便溏对应茯苓证。

根据《伤寒论》第 356 条"伤寒厥而心下悸，宜先治水，当服茯苓甘草汤，却治其厥，不尔，水渍入胃，必作利也"。患者现症完全符合条文"伤寒厥而心下悸"，再加上五苓散条文中的"伤寒，汗出而渴者，五苓散主之；不渴者，茯苓甘草汤主之"。因此处方茯苓甘草汤。

患者现场服药 1 小时后，心悸、心慌即有好转，这个应该是方里有桂枝甘草汤的原因。

［**思路提示**］

1. 药证思路

桂枝证：汗出；心悸，短气。

茯苓证：下利；小便不利。

2. 方证思路

《伤寒论》第 356 条：伤寒厥而心下悸，宜先治水。当服茯苓甘草汤。却治其厥，不尔，水渍入胃，必作利也。

四诊：2023 年 7 月 11 日，患者三诊服完药后晨起心慌，乏力，汗多，恶心，怕冷，肢冷等诸症好转。新增多梦症状，巩固治疗。

［**处方**］桂枝甘草汤加龙骨牡蛎。

桂枝 40g，炙甘草 20g，牡蛎 30g，龙骨 30g。5 剂，每日 1 剂。

［**分析**］今天复诊，处以桂枝甘草汤治"心下悸欲得按者"，加龙骨、牡蛎补一点血气，让悸动好一点。前诊用了茯苓甘草汤，把该去掉的水饮已经去掉了，所以今天用桂枝甘草汤加龙骨牡蛎。大家注意，这不是桂枝加龙骨牡蛎汤，而是桂枝甘草汤加龙骨牡蛎。

［思路提示］

1. 药证思路

桂枝证：汗出。

龙骨牡蛎证：惊；烦躁。

2. 方证思路

《伤寒论》第64条：发汗过多，其人叉手自冒心，心下悸，欲得按者，属桂枝甘草汤。

（四）柴胡桂枝干姜汤证

案例 温某某，男，52岁。初诊：2023年7月14日。

［主诉］心悸、疲乏3个月。

［现病史］心悸、疲乏3个月，胸胁胀满，心悸，心烦，口渴，不呕，头颈部汗出，偶尔手足心热。头部毛囊炎，小便黄。舌胖大，舌底瘀滞，脉弦弱。胸胁轻微叩痛。

［既往史］心血管堵塞支架术后3年。

［中医诊断］心悸。

［处方］柴胡桂枝干姜汤加水蛭。

北柴胡24g，黄芩15g，桂枝15g，天花粉20g，干姜10g，炙甘草10g，牡蛎30g，烫水蛭6g，丹参20g。7剂，每日1剂。

二诊： 2023年7月24日，患者初诊药后心悸、疲乏、胸胁胀满等好转，溶栓药已停服，自觉身体很舒适。效不更方，原方3剂，巩固疗效。

［处方］北柴胡24g，黄芩15g，桂枝15g，天花粉20g，干姜10g，炙甘草10g，牡蛎30g，烫水蛭6g，丹参20g。3剂，每日1剂。

［分析］该患者心血管堵塞支架术后3年，有心悸的桂枝证；手足心热、心烦的黄芩证；胸胁胀满的柴胡证；口渴的天花粉证；舌体瘀滞瘀血证，加入活血化瘀的水蛭。

［思路提示］

1. 药证思路

柴胡证：胸胁满。

黄芩证：心烦；脸、手足热。

桂枝证：胸满；心悸，短气。

天花粉证：口渴。

2. 方证思路

《伤寒论》第 147 条：……已发汗而复下之，胸胁满微结，小便不利，渴而不呕，但头汗出……柴胡桂枝干姜汤主之。

二、高血压

（一）真武汤证

案例 朱某某，女，45 岁。初诊：2023 年 6 月 7 日。

[主诉] 患高血压 6 年，头胀 1 个月。

[现病史] 患高血压 6 年（BP 160/110mmHg），头胀 1 个月。精神紧张，脾气大。白天尿少，夜尿 5 次。

[中医诊断] 头胀。

[处方] 真武汤加益母草。

茯苓 30g，白术 20g，赤芍 30g，附片 20g，生姜 25g，益母草 30g。5 剂，每日 1 剂。

[分析] 该患者是位医生，患高血压 6 年（BP 160/110mmHg），头胀 1 个月，伴精神紧张，脾气大。白天尿少说明小便不利，夜尿频离不开附子，所以选方真武汤或附子汤。因为血压高，一般要活血化瘀，所以白芍换成了赤芍，并且许叔微认为《伤寒论》中除了芍药甘草汤中芍药是白芍，其他都是赤芍。益母草对降压有效。

[思路提示]

1. 药证思路

附子证：但欲寐；体能低下。

茯苓证：头昏；小便不利。

白术证：头重眩。

2. 方证思路

《伤寒论》第 316 条：少阴病……小便不利，四肢沉重疼痛……真武汤主之。

二诊：2023 年 6 月 13 日。患者服完初诊药后，头胀好转，血压变为

140/100mmHg，但夜尿没有减少。原方不变，7剂，巩固治疗。

［分析］患者服完初诊药后，头胀好转，血压降了较多，夜尿仍频，原方不变，巩固治疗。

大家记住，附子有毒还与炮制使用了胆巴有关。四逆汤中之干姜补津液；炙甘草固护津液锁水，又可以益气，其药证就有少气，如栀子甘草豉汤就是治疗少气的；附子可保护脏器、提升少阴功能，对夜尿多有效。

附子剂可治疗夜尿多，如桂枝附子汤、术附汤、真武汤、甘草附子汤、茯苓四逆汤、肾气丸都有此作用。顺便提一下，益母草对高血压有降压的作用。

三诊：患者二诊后，头胀消失，血压降至正常 138/85mmHg，效不更方，7剂，巩固治疗。

［分析］首诊时血压是 160/110mmHg，二诊时血压降 140/100mmHg，但还是高，三诊时血压降为 138/85mmHg，夜尿已好转。现在没有服用任何西药了。可见真武汤只要对证，治疗高血压效果是比较可靠的。该案很有意思，白天尿少说明小便不利，夜尿 5 次对应附子证，真武汤像是专门为这个病设立的。

（二）茯苓泽泻汤证

案例 刘某某，男，57 岁。初诊：2023 年 6 月 13 日。

［主诉］患高血压 10 年，头昏重、胸闷 15 天。

［现病史］高血压 10 年，头昏重、胸闷 15 天，躺下或起床时加重。恶心，口干，多汗。舌水润，脉沉数。

［中医诊断］眩晕。

［处方］茯苓泽泻汤加益母草。

茯苓 40g，泽泻 20g，白术 15g，桂枝 10g，甘草 10g，生姜 20g，益母草 30g。7 剂，每日 1 剂。

［分析］此高血压案，与前面应用真武汤治疗高血压病案形成鲜明的对比，相当于教大家学会使用茯苓白术剂。茯苓白术剂可治头昏重，其实可治的范围很广。

前案真武汤治疗高血压案，疗效又快又好，患者本人是医生，吃了三次药（一天服二次，相当于服了一剂半药），血压就降下来了。

本案患者头昏重、胸闷 15 天，平躺或起床后加重，伴恶心、口干、多汗，舌苔水润，脉沉数。

本案患者高血压头昏，对于头昏除了虚证高血压（如脑供血不足型），我们大多会想到运用茯苓白术剂。多汗、胸闷药证对应桂枝证；脉沉是重点，说明有水饮，对应茯苓证。组方就有茯苓白术桂枝了，但这还不能确定就是苓桂术甘汤。症状还有恶心，药证对应生姜证，组方就有茯苓白术桂枝生姜了。没有胸闷但有恶心的，那组方就是茯苓、白术、生姜，如此组方似像茯苓甘草汤（茯苓、生姜、桂枝、甘草）。本证中有口干，在苓桂剂中有口干症状的，一定要想到泽泻。所以根据药证对应方证，不能乱加药。

综上，自然而然得到的方剂是茯苓泽泻汤，而不是五苓散。因为五苓散方证是没有恶心的，所以药证推断方证是绝对的精准治疗。这个患者是每个症状都对应了相应的药证，但临床上很多时候不是每样症状都对得上，我们只是尽量地精准。

对于同样的茯苓白术剂，展开来讲：如果脉微或伴有疼痛，可能就是附子证；再伴腹痛，就是真武汤了；如果伴有背部寒冷，伴身痛，头晕，就是附子汤。因为附子汤有个特别的方证，就是背心冷。

附子汤和真武汤的鉴别：附子汤是以身痛、背心冷为主，伴有纳差（符合人参证）；真武汤以身沉重为主、伴恶心（符合生姜证）。根据药证可以增加经方的使用范围。

[**思路提示**]

1. 药证思路

桂枝证：胸满，胸闷；心悸，短气；多汗。

茯苓证：下解；头昏。

白术证：四肢沉重，身重，头重眩。

泽泻证：渴。

生姜证：恶心。

2. 方证思路

《金匮要略·呕吐哕下利病脉证治》：胃反，吐而渴欲饮水者，茯苓泽泻汤主之。

《外台》云：治消渴脉绝，胃反吐食之。

二诊：2023 年 6 月 20 日，初诊服完药后胸闷、恶心、多汗消失，头晕缓解，与泽泻汤。

[**处方**] 泽泻汤。

泽泻30g，白术20g。5剂，每日1剂。

［分析］前诊用茯苓泽泻汤之后，胸闷、恶心、汗出消除，头昏缓解了一些，但还有头重（白术证），口渴（泽泻证），选方泽泻汤，服完药后痊愈。

三、冠心病

枳实薤白桂枝汤证、瓜蒌薤白半夏汤证、薏苡附子散证

案例 张某某，女，57岁。初诊：2023年7月31日。

［主诉］阵发性胸痛4年，加重20天。

［现病史］阵发性胸痛4年，加重20天，服用西药无效。胸痛彻背，腹胀伴窜气感明显，喜忘，口渴，小便黄。舌底瘀滞、脉洪大。辅助检查：甘油三酯8.52mmol/L，胆固醇2.85mmol/L。

［中医诊断］胸痹。

［处方］枳实薤白桂枝汤合薏苡附子散加桃仁大黄。

枳实20g，厚朴20g，瓜蒌20g，薤白30g，桂枝10g，薏苡仁15g，附片15g，桃仁10g，熟大黄6g。5剂，每日1剂。

［分析］该患者阵发性胸痛4年，加重20天，服用西药无效，胸痛彻背，腹胀伴窜气感明显，选治疗"胁下逆抢心"的枳实薤白桂枝汤。

腹胀对应枳实、厚朴证；胸痛对应瓜蒌证；舌底瘀滞、记忆力差，说明有瘀血证，加桃仁、熟大黄（相当于合桃核承气汤）；小便黄可以对应大黄证，大黄是可以治疗小便不利的（从茵陈蒿汤条文中反复强调小便不利可以看出）；薏苡附子散的"胸痹缓急者"，就是时发作、时不发作，时痛、时不痛。

［思路提示］

1. 药证思路

枳实证：心中痞；心下坚。

厚朴证：腹满。

瓜蒌证：胸痛。

薏苡仁证：痹痛（规律发作的痹痛）。

附子证：剧烈疼痛。

大黄：小便不利。

2. 方证思路

《金匮要略》: 胸痹, 心中痞气, 气结在胸, 胸满, 胁下逆抢心, 枳实薤白桂枝汤主之, 人参汤亦主之。

《金匮要略》: 胸痹缓急者, 薏苡附子散主之。

二诊: 2023 年 8 月 4 日。患者药后心痛彻背和窜气感大减, 胸痛一天只发作一次。因仍有胸痛, 止痛力量稍弱, 所以改为瓜蒌薤白半夏汤合薏苡附子散, 巩固治疗。

〔处方〕瓜蒌薤白半夏汤合薏苡附子散。

瓜蒌 30g, 薤白 30g, 姜半夏 11g, 薏苡仁 15g, 附片 15g, 醋延胡索 15g, 烫水蛭 6g。5 剂, 每日 1 剂。

〔分析〕患者服完初诊药后心痛彻背和窜气感好转很多, 心绞痛一天只发作一次, 仍然有胸痛, 因此认为原方对窜气的治疗力量很强, 但对胸痛力量不够, 所以把枳实薤白桂枝汤改为瓜蒌薤白半夏汤。瓜蒌薤白半夏汤治疗胸痛要强一些。祛瘀血药换成水蛭、延胡索, 继续沿用薏苡附子散的"胸痹缓急者"(即: 时发作时不发作, 时痛时不痛)。

三诊: 2023 年 8 月 10 日。患者服完二诊药后心痛彻背、窜气感等诸症好转。效不更方, 原方 5 剂, 巩固治疗。

〔分析〕患者二诊服药 3 天后疼痛未再作, 折磨了他 4 年, 服西药都控制不了的心绞痛, 服中药后, 效果显著。但药后皮肤有点痒, 推测是对水蛭的动物蛋白过敏引起的, 问题不大。后再开 5 剂, 巩固疗效。

四、频发性室性早搏

柴胡加龙骨牡蛎汤证、苓桂术甘汤证

案例 陈某某, 男, 45 岁。初诊: 2023 年 6 月 6 日。

〔主诉〕胸闷、心悸 2 年, 加重 1 个月。

〔现病史〕胸闷、心悸 2 年, 加重 1 个月。心下满, 腹满。烦躁、喜悲, 喜欠伸, 善忘, 手心热有汗。口苦, 不欲饮食。入睡难易醒。大便溏、小便黄。舌尖红, 脉弦弱。两侧胸胁部有叩痛。心率 102 次/分钟。外院心电图检查诊断频发室性早搏，建议行射频消融术。

［**中医诊断**］少阳、阳明、太阴并病。

［**处方**］柴胡加龙骨牡蛎汤合甘麦大枣汤。

北柴胡 20g，黄芩 8g，姜半夏 11g，党参 8g，生姜 8g，牡蛎 30g，龙骨 30g，桂枝 8g，茯苓 20g，大黄 3g，炙甘草 30g，小麦 20g，大枣 10g。7 剂，每日 1 剂。

［**分析**］该患者频发室性早搏，还有胸胁叩痛、烦躁等症状。前文已多次强调有胸胁问题首先就要解胸胁，又有烦躁，所以用柴胡加龙骨牡蛎汤。方中重用炙甘草，因为症状中有喜悲、喜欠伸。

［**思路提示**］

1. 药证思路

柴胡证：胸胁满。

黄芩证：手心热。

人参证、生姜证：不欲食。

半夏证：不欲饮水。

龙骨、牡蛎证：惊；虚劳的烦躁。

桂枝证：汗出。

茯苓证：小便不利；便溏。

2. 方证思路

《伤寒论》107 条：伤寒八九日下之，胸满烦惊，小便不利，谵语，一身尽重，不可转侧者，柴胡加龙骨牡蛎汤主之。

《金匮要略》：妇人脏躁，喜悲伤欲哭，象如神灵所作，数欠伸，甘麦大枣汤主之。

二诊：2023 年 6 月 17 日，患者服完初诊药后，胸闷、心悸等好转很多，仍有心悸，疲乏，少气懒言。新增阵发性左胸肌肉跳动感。便溏，小便黄。舌红苔薄黄，脉弦数。心率 90 次/分钟。

［**处方**］茯苓四逆汤。

茯苓 40g，附片 20g，干姜 20g，炙甘草 30g，党参 10g。3 剂，每日 1 剂。

［**分析**］该患者初诊用柴胡加龙骨牡蛎汤，症状好转很多。本次就诊观察到患者左胸肌肉跳动、大便溏、小便黄，心跳维持在 90 次/分钟。小便黄、便溏、

肉瞤对应茯苓证；疲乏对应附子证（即少阴病、体能低下）；少气懒言对应炙甘草证，上述症状可能还与免疫有关，炙甘草30g可起到抗免疫过激的作用。

茯苓四逆汤的主治是不分昼夜的烦躁，抓手就是烦躁，特别体能低下的烦躁伴疲乏。

［思路提示］

1. 药证思路

附子证：但欲寐，体能低下。

茯苓证：小便不利；便溏；肉瞤。

炙甘草证：少气。

2. 方证思路

《伤寒论》第69条：发汗，若下之，病仍不解，烦躁者，茯苓四逆汤主之。

三诊：2023年6月19日，患者服完二诊药后，胸闷、心悸、左胸肉瞤、疲乏、少气懒言等好转，效不更方，原方7剂，巩固治疗。

四诊：2023年7月3日，患者服完三诊药后，诸症好转，仍有早搏频发。小便黄，舌体水润，脉沉。

［**中医诊断**］太阳、太阴合病。

［**处方**］苓桂术甘汤。

茯苓40g，桂枝30g，白术20g，炙甘草20g。5剂，每日1剂。

［**分析**］频发性室性早搏，一天1万多次，经多次治疗后，各方面症状好转很多，精神状态变好，皮肤变得白里透红等，但早搏始终没有完全缓解。根据药证，心悸桂枝证，小便黄茯苓证，选方苓桂术甘汤，曾犹豫用桂枝甘草汤，但是考虑到小便黄，还是要用茯苓。

［思路提示］

1. 药证思路

桂枝证：胸满；短气；气上冲。

炙甘草证：少气。

茯苓证：小便不利。

2. 方证思路

《伤寒论》第67条：……心下逆满，气上冲胸，起则头眩……茯苓桂枝白术甘草汤主之。

五诊：2023 年 7 月 22 日，患者四诊服完药后，心率 85 次 / 分钟，新增眠差，原方加酸枣仁，巩固治疗。

［处方］苓桂术甘汤加酸枣仁。

茯神 40g，桂枝 40g，白术 20g，炙甘草 30g，炒酸枣仁 20g，7 剂，每日 1 剂。

［分析］此患者频发室性早搏，外院明确要求行射频消融术的，经多次治疗，很多症状都得到缓解，但室性早搏还是没有解决。四诊开始选用苓桂术甘汤，本想用桂枝甘草汤，但考虑到小便不利、小便黄非常明显，而且脉沉（水饮明显），所以就选择苓桂术甘汤。

苓桂术甘汤效果显著，患者四诊服药 5 剂药后心率就降至 85 次 / 分（以前是 102 次 / 分钟），频发室性早搏少了很多，现在 1 天是两三千次（以前一天 15000 多次），患者现在不想去做手术了。本次就诊，患者诉因工作原因睡得晚，睡眠有点差，加酸枣仁。

六诊：2023 年 7 月 29 日，患者服完五诊药后，心悸好转很多。现诉腹胀明显，原方加枳实，巩固治疗。

［处方］苓桂术甘汤加枳实。

茯苓 40g，白术 20g，桂枝 40g，炙甘草 30g，枳实 15g，7 剂，每日 1 剂。

［分析］患者频发室性早搏，通过几次治疗后，现在非常好，状态也不错。因前几天熬夜，感觉有点腹胀、大便黏，于是加枳实，它可以治疗腹胀，厚朴三物汤里面也明确有这个药证。在这里强调一下：苓桂术甘汤对于符合药证方证的频发室性早搏，效果很好，大家要多通过临床验证。

五、充血性心力衰竭

真武汤证

案例 廖某某，男，61 岁。初诊：2023 年 7 月 18 日。

［主诉］心悸、气短、下肢肿 10 年。

［现病史］10 年前开始无明显诱因出现心悸、气短、疲乏、腿肿。

［刻诊］心悸，头昏蒙，下肢肿胀、疲软。心下、腹部压痛，恶心欲吐，汗多，饥饿后发慌。大便溏、小便黄；舌胖大，舌红苔薄白，舌底瘀滞，脉沉微弱。

［**西医诊断**］充血性心力衰竭；风湿性心脏病；心脏扩大、二尖瓣重度关闭不全；频发性室早；心动过缓（心率31～40次/分）。

［**中医诊断**］心悸。

［**处方**］真武汤加桂枝、桃仁。

茯苓30g，白术20g，赤芍20g，生姜25g，附片15g，桂枝30g，桃仁10g。7剂，每日1剂。

［**分析**］该患者患有充血性心力衰竭、风湿性心脏病、心脏扩大、二尖瓣重度关闭不全、频发性的室性早搏、心动过缓（40次/分钟有时甚至31次/分钟）等很多疾病。

头昏蒙对应茯苓证；汗多、心悸对应桂枝证；腹部压痛、便溏、小便黄，说明有明显的下解趋势，心下压痛、腹部压痛对应芍药证；饥饿后发慌有瘀血证，即桃仁证；恶心呕吐对应生姜证。腿软沉重、发胀、水肿，方证选择真武汤，加药证桂枝、桃仁。

本案较复杂，治疗棘手，患者除了频发室早外还有心动过缓。本次真武汤加桂枝、桃仁，应该能很快解除患者的疲乏，心悸也会得到缓解。

［**思路提示**］

1. 药证思路

茯苓证：头昏；便溏；小便不利；心悸。

白术证：心下痞、心下满；肿；身重，头重眩。

芍药证：腹满腹痛；心下急、满微痛。

生姜证：恶心。

附子证：脉微。

桂枝证：汗出；短气。

2. 方证思路

《伤寒论》第316条：少阴病……小便不利，四肢沉重疼痛……真武汤主之。

二诊： 2023年7月24日，患者服完初诊药后，心悸、气短、下肢肿等诸症好转。本次就诊主要是巩固疗效，效不更方。

［**处方**］真武汤加桂枝、桃仁。

茯苓30g，白术20g，赤芍20g，生姜25g，附片15g，桂枝30g，桃仁10g。7剂，每日1剂。

[**分析**] 针对风湿性心脏病，真武汤用得较多，如果辨证用药精当，效果十分显著。

六、肥厚型心肌病

苓桂术甘汤证

案例 余某某，男，54 岁。初诊：2023 年 7 月 24 日。

[**主诉**] 夜间心悸、恐惧不安 5 年，加重 1 个月。

[**现病史**] 5 年前开始，患者无明显诱因出现夜间心悸、恐惧不安，近 1 个月来加重，白天也有发作，胸闷，汗出肢冷，下肢沉重，气短乏力。大便溏，小便黄。苔水滑，脉沉。

[**外院检查诊断为**] 心动过速（130～150 次/分）；肥厚型心肌病。

[**中医诊断**] 心悸。

[**处方**] 苓桂术甘汤。

茯苓 40g，炒苍术 20g，桂枝 30g，炙甘草 20g。3 剂，每日 1 剂。

二诊：2023 年 7 月 31 日，患者服完初诊药后，夜间心悸、恐惧不安等诸症好转，效不更方，原方 5 剂，巩固治疗。

[**按**] 该患者西医诊断为肥厚型心肌病、心律不齐，夜间心率高至 130～150 次/分。现在白天晚上都有心悸、胸闷。

心悸、汗出、肢冷、气短对应桂枝证；腿沉重对应白术证；便溏、小便黄说明有下解的趋势，同时舌体水滑、脉沉，说明有水饮，对应茯苓证。另外苍术、白术都是术，古代没有细分，如果大便溏一般选用苍术为佳。

[**思路提示**]

1. 药证思路

茯苓证：便溏；小便不利。

白术证：四肢沉重，身重。

桂枝证：短气；胸满；汗出。

2. 方证思路

《伤寒论》第 67 条：心下逆满，气上冲胸，起则头眩……茯苓桂枝白术甘草汤主之。

第三节 消化系统疾病

一、消化不良

（一）外台茯苓饮证

案例 刘某某，女，30岁。初诊：2023年6月13日。

[**主诉**] 厌食1个月。

[**现病史**] 1个月前患者出现厌食，饮水和食后胃胀，食冷腹泻，食辛辣物阴道有黄色分泌物，消瘦。便溏，大便不爽，肛门坠胀，小便黄。苔水滑，脉沉弱。

[**中医诊断**] 纳差。

[**处方**] 外台茯苓饮。

党参15g，白术15g，茯苓20g，陈皮15g，枳实10g，生姜25g。3剂，每日1剂。

二诊：2023年6月21日，患者药后厌食、饮食后胃胀等诸证好转，效不更方，7剂，巩固治疗。

[**分析**] 针对纳差，一般用的是人参汤。肛门坠胀、排大便不净，药证对应是枳实证，由此想到的枳术汤。并不是必须要有"心下坚，大如盘，边如旋盘"，只要肠间有水气、便溏、排便不净者，我们都可以用枳术汤。

从药证看，纳呆、消瘦对应人参证。这里用的是党参，从临床经验看，党参对于食后胃胀效果比人参好；如果口渴、渴欲饮水者，白虎加人参汤中的人参比党参效果好。本案中饮水之后胃胀可视为水饮，药证对应茯苓白术证；小便黄也是小便不利，药证对应茯苓证。排便不净、肛门坠胀感，药证对应枳实白术。

方选含有人参、茯苓、白术、枳实的经方。另外，纳差用生姜是可以增加食欲的，所以基本确定是外台茯苓饮。

这样推断相当精准，效果应该好。白带多，就是分泌物多，视作浊气或水浊，即排泄出来的废物。脉沉说明有水饮，脉弱说明血管里面津液少。

另外提一点，茯苓白术证其实也是一种少阳状态，就是津液从某种意义上来说，某些部位是不足的，不要看到茯苓好像在利水，其实往往茯苓治疗眩晕都符合这个少阳状态，因为治疗少阳病多以下解为主，它没有足够的津液让你来发汗，所以少阳状态一般都是以昏为主的；而太阳状态是以痛为主，如头痛身痛，骨节疼痛，背痛腰痛等，属太阳状态。少阳状态就是头昏。脉沉说明有水饮，脉弱是因为患者吃东西不多，脉管自然就相对不太充盈，即脉管相对津液不太充足。

[思路提示]

1. 药证思路

人参证：不欲食，食后胃胀。

生姜证：不欲食。

茯苓证：便溏；小便不利。

白术证：心下痞、心下胀。

枳实：心下痞、心下坚。

2. 方证思路

《金匮要略》之《外台》茯苓饮：治心胸中有停痰宿水，自吐出水后，心胸间虚，气满，不能食，消痰气，令能食。

（二）理中汤证

案例 王某某，女，76 岁。初诊：2023 年 5 月 3 日。

[主诉] 纳差，口水多、痰多 1 个月。

[现病史] 1 个月前开始，无明显诱因出现口水多、痰多，纳差，腹部微胀，乏力。舌淡红、苔薄白，脉沉细。

[中医诊断] 纳差。

[处方] 理中汤。

党参 20g，白术 20g，炙甘草 20g，干姜 20g。3 剂，1 日 1 剂。

二诊：2023 年 5 月 8 日，患者服完初诊药后，口水多、痰多、腹满、纳差等诸证好转，效不更方，原方 5 剂，巩固治疗。

[分析] 患者主诉有口水多且痰多，纳差、乏力，腹部微胀。纳差对应人参证；口水多即喜唾，对应干姜证；腹胀对应白术证；痰多属于津液相对匮乏的甘草干姜汤证，整体符合理中汤方证。

［思路提示］

1. 药证思路

人参证：不欲食。

白术证：心下痞，心下满。

干姜证：喜唾；吐涎沫。

甘草干姜证：局部津液匮乏，如痰多。

2. 方证思路

《伤寒论》第 159 条：伤寒服汤药，下利不止，心下痞硬，服泻心汤已，复以他药下之，利不止，医以理中与之，利益甚。理中者，理中焦……

《伤寒论》第 396 条：大病瘥后，喜唾，久不了了，胸上有寒，当以丸药温之，宜理中丸。

二、恶心呕吐

小半夏加茯苓汤证

案例　于某某，女，44 岁。初诊：2023 年 6 月 19 日。

［主诉］恶心欲吐 1 个月。

［现病史］1 个月前开始，患者因肺癌脑转移服靶向药后胃脘部不适，恶心欲吐，手抖，站立不稳，胃口差，头晕。舌红，苔薄黄，脉滑。

［中医诊断］呕吐。

［处方］小半夏加茯苓汤。

姜半夏 22g，生姜 50g，茯苓 20g。5 剂，每日 1 剂。

二诊：2023 年 6 月 27 日，患者服用初诊 3 剂药后，感觉诸症好转，5 剂服完后，头晕消失，恶心欲吐、站立不稳、手抖好转，继续服用原方 5 剂巩固疗效。

［分析］该患者为肺癌脑转移，本次主诉服用靶向药之后，胃难受、恶心欲吐、头昏，不管什么原因导致的症状，恶心想吐是半夏和生姜证，手抖、站立不稳、头晕是茯苓证。符合条文"卒呕吐，心下痞，膈间有水，眩悸者，小半夏加茯苓汤主之"选方小半夏加茯苓汤。服完药后诸症消失，未再服药。这个病例药到病除，效果非常好。

［思路提示］

1. 药证思路

半夏证：恶心呕吐。

生姜证：恶心呕吐。

茯苓证：头昏。

2. 方证思路

《金匮要略》：呕家本渴，渴者为欲解，今反不渴，心下有支饮故也，小半夏汤主之。

《金匮要略》：卒呕吐，心下痞，膈间有水，眩悸者，小半夏加茯苓汤主之。

《金匮要略》：先渴后呕，为水停心下，此属饮家，小半夏加茯苓汤主之。

三、反流性食管炎

（一）生姜泻心汤证

案例 曾某某，女，59 岁。初诊：2021 年 11 月 15 日。

［主诉］食管位烧灼感伴疼痛 7 天。

［现病史］食管位烧灼感伴疼痛 7 天，心下痛，反酸嗳气，恶心欲吐，烦躁，手心热。纳差，不欲饮，肠鸣，便溏（3 次 / 天）。舌红苔薄黄，脉滑数。外院检查诊断：反流性食管炎。

［中医诊断］吐酸。

［处方］生姜泻心汤加栀子。

生姜 15g，姜半夏 12g，党参 10g，黄连 6g，黄芩 10g，大枣 10g，甘草 15g，栀子 15g。5 剂，每日 1 剂。

二诊：2021 年 11 月 22 日，诸症好转，效不更方，3 剂，巩固治疗。

［分析］该患者胃食管反流、食管位烧灼感、反酸，心下痛，黄连证；反酸嗳气生姜证；恶心欲吐生姜半夏证；烦躁、手心热黄芩证。不欲饮，肠鸣，半夏证。纳差，生姜、党参证。食管位置烧灼感，栀子证。药证方证对应。选方生姜泻心汤加栀子。

［思路提示］

1. 药证思路

栀子证：胸中窒（食管位症状）。

生姜证：恶心呕吐；不欲食；嗳腐吞酸，口臭。

半夏证：恶心呕吐；肠鸣。

黄芩证：手足热。

2. 方证思路

《伤寒论》第157条：伤寒，汗出解之后，胃中不和，心下痞硬，干噫食臭，胁下有水气，腹中雷鸣下利者，生姜泻心汤主之。

（二）茯苓泽泻汤证

案例　王某某，男，69岁。初诊：2023年6月23日。

［主诉］反酸、食管位烧灼感5年。

［现病史］5年前开始，患者因患糖尿病每日注射胰岛素，出现返酸、食管位烧灼感，服用雷尼替丁可暂时缓解症状，其他药无效。食后胃胀，口渴，饮水后上腹振水音明显；头昏蒙，疲乏腿沉，口水多、痰多、心累、多汗。

面色黧黑，眠差，小便黄，舌胖大，脉沉。外院检查诊断：反流性食管炎。

［西医诊断］反流性食管炎。

［中医诊断］吐酸。

［处方］茯苓泽泻汤加栀子。

茯苓60g，白术25g，泽泻30g，生姜30g，桂枝15g，甘草15g，栀子15g，煅瓦楞子15g，海螵蛸15g。3剂，每日1剂。

二诊：2023年6月30日，诸症好转，效不更方，7剂，巩固治疗。

［分析］该患者因糖尿病注射胰岛素治疗，反酸、食管处烧灼感5年。本病的抓手是头昏蒙、腿沉、饮水则胃胀伴振水声、汗多、乏力。根据药证，头昏蒙对应茯苓白术；汗多对应桂枝；口渴对应泽泻；口水多、清口水，对应生姜，所以选方茯苓泽泻汤。茯苓泽泻汤本就可治疗反胃。患者想立即停掉雷尼替丁，加抑制胃酸的瓦楞子和海螵蛸，另外食管处有烧灼感，故加栀子。

［思路提示］

1. 药证思路

茯苓白术证：头昏。

白术证：心下痞，胀满；身重，头重眩。

桂枝证：汗多。

泽泻证：渴。

栀子证：胸中窒；烦；胸口位置疾患多用。

2. 方证思路

《金匮要略》：胃反，吐而渴欲饮水者，茯苓泽泻汤主之。

《外台》云茯苓泽泻汤方"治消渴脉绝，胃反吐食之"。

四、胆汁反流性胃炎

（一）茯苓泽泻汤证

案例1 黄某某，女，54岁。初诊：2023年6月15日。

[**主诉**]饮食后胃胀反酸10年，加重1个月。

[**现病史**]饮食后胃胀反酸10年，加重1个月。无心下压痛，口干，汗多，易感冒。舌胖大，脉沉。外院检查诊断：胆汁反流性胃炎。

[**诊断**]胆汁反流性胃炎。

[**处方**]茯苓泽泻汤。

茯苓40g，白术20g，泽泻20g，桂枝20g，甘草10g，生姜25g。3剂，每日1剂。

二诊：2023年6月19日。患者服完初诊药后，饮食后胃胀、反酸等诸证好转，效不更方，原方7剂，巩固治疗。

[**分析**]该患者汗多、眼睑偏大，食后胃胀，饮水亦胀，饭后卧则有反酸、按压无腹痛。

汗多桂枝证，没有心下压痛的心下痞胀，排除黄连的心下痞，判断为痞胀的白术证（如桂枝去桂加茯苓白术汤证的心下满）；口渴喜饮，泽泻证；饮水之后胃胀又反酸，非常符合生姜证的嗳腐吞酸；眼睑及舌体胖大，脉沉，有水饮，茯苓证。反酸也是胃反的一个反应模式，所以选择治疗胃反的茯苓泽泻汤。方证药证对应，效果很好。

［思路提示］

1. 药证思路

白术证：心下痞，胀满。

桂枝证：汗出。

生姜：恶心，呕吐。

泽泻证：渴。

2. 方证思路

《金匮要略·呕吐哕下利病脉证并治》：胃反，吐而渴欲饮水者，茯苓泽泻汤主之。

《外台》云：茯苓泽泻汤方治消渴脉绝，胃反吐食之。

案例2 陈某某，女，72岁。初诊：2023年6月19日。

［主诉］餐后心下痞胀，反胃1个月。

［现病史］患者1个月前开始无明显诱因出现餐后心下痞胀，反胃。头昏痛，汗出，饥饿后头昏眼花，口渴喜饮热烫水，膝关节肿痛，肿胀明显，腿沉重。右手抖动。舌体水润，舌底瘀滞，脉沉紧。

［西医诊断］胆汁反流性胃炎。

［既往史］帕金森综合征10年。

［中医诊断］胃痞。

［处方］茯苓泽泻汤加水蛭。

丹参20g，甘草10g，泽泻20g，白术15g，生姜20g，茯苓40g，桂枝10g，烫水蛭3g。3剂，每日1剂。

［分析］该患者主诉饭后心下痞胀、反胃1个月，头昏痛、汗出、饭后心下痞胀、反胃，饥饿后头昏眼花，膝关节肿痛，腿沉重，口渴，舌体水润、舌体瘀滞，脉是沉紧的。

口渴对应药证泽泻证，头昏、手抖对应茯苓证，汗出对应桂枝证，饭后心下痞白术证，反胃生姜证，于是选方茯苓泽泻汤，又加了一点水蛭和丹参活血化瘀。如果用桂枝茯苓丸，解决不了口渴、喜热饮、腿沉等症，所以就没用桂枝茯苓丸。

另外强调一下：对于震颤，一般都要用到茯苓剂，比如柴胡加龙骨牡蛎汤也有茯苓在里面。

［思路提示］

1. 药证思路

茯苓证：头昏；震颤、肌肉跳动。

泽泻证：渴。

白术证：心下痞；肿；重眩。

生姜证：恶心呕吐。

桂枝证：汗出。

2. 方证思路

《金匮要略·呕吐哕下利病脉证并治》：胃反，吐而渴欲饮水者，茯苓泽泻汤主之。

《外台》云茯苓泽泻汤方"治消渴脉绝，胃反吐食之"。

二诊：2023 年 7 月 6 日，患者服完初诊药后心下痞胀、反酸、膝肿痛、腿沉重等症状消失，右手抖动好转，紧张的时候还有点抖动。现主诉食后欲吐，吐涎沫，气上冲，心慌，烦躁，头痛，肢冷。舌淡红，苔薄白，脉沉细。

［处方］吴茱萸汤加减。

制吴茱萸 12g，党参 10g，大枣 10g，生姜 25g，茯苓 30g，桂枝 20g。3 剂，每日 1 剂。

［分析］该患者初诊时有很多症状：心下痞，反酸，膝关节肿痛，肿胀明显，腿沉，烦躁等，口渴喜饮热烫水。初诊与茯苓泽泻汤后，心下痞胀、反酸、膝肿痛得解，右手抖动好转，紧张的时候还有点抖动。

现在主诉食后想吐（食谷欲吐），吐涎沫；不耐冷食，冬天则四肢冰冷，头痛，烦躁；气上冲，心慌。吴茱萸汤证就已经出来。抖动加茯苓，气上冲、心慌加桂枝。本来想加苓桂术甘汤，恐药繁，且现在没有肿胀，所以就加了两个药证：一个是茯苓对应抖动证，一个是桂枝对应气上冲证。

［思路提示］

1. 药证思路

吴茱萸证：烦躁欲死；食谷欲吐；久寒的肢冷。

人参证：不欲食；食后胃胀。

生姜证：恶心呕吐。

茯苓证：震颤、肌肉跳动。

桂枝证：气上冲；胸闷短气。

2. 方证思路

《伤寒论》第 243 条：食谷欲呕，属阳明也，吴茱萸汤主之。

《伤寒论》第 378 条：干呕，吐涎沫，头痛者，吴茱萸汤主之。

三诊：2023 年 7 月 18 日，患者服完二诊药后，烦躁、头痛、吐涎沫等诸症消失，效不更方，原方 7 剂，巩固治疗。

［**分析**］患者二诊来治食谷欲吐（饭后恶心不舒服）、吐涎沫、气上冲、心慌紧张时手抖动、烦躁头痛、肢冷，开了 7 剂的吴茱萸汤加茯苓，疗效很好，烦躁、头痛、吐涎沫都已愈。故原方开了 7 剂，巩固疗效。

（二）生姜泻心汤证

案例 温某某，女，33 岁，初诊：2023 年 6 月 12 日。

［**主诉**］嗳气、反酸 1 年。

［**现病史**］嗳气、反酸 1 年，恶心欲吐，心下痞硬，清口水多，肠鸣，白痰，手上湿疹，舌红苔白，脉滑。外院检查诊断为胆汁反流性胃炎，幽门螺杆菌感染。

［**西医诊断**］胆汁反流性胃炎。

［**中医诊断**］吐酸。

［**处方**］生姜泻心汤。

姜半夏 7g，黄连 5g，黄芩 13g，党参 15g，生姜 25g，干姜 15g，大枣 10g，炙甘草 15g。3 剂，每日 1 剂。

［**分析**］患者心下痞是黄连证，心下硬是人参证，心下痞硬就是人参证和黄连证，清口水干姜证，肠鸣半夏证，嗳气反酸生姜证，幽门螺杆菌是西医的术语，一般用中药之后，治疗效果都较好。

二诊：2023 年 6 月 23 日，患者服完初诊药后，嗳气反酸、心下痞硬、清口水多等诸证好转。就诊发现舌底瘀滞、舌头有点暗紫，饿后心慌乏力，恶心。前方加活血化瘀药桃仁，巩固治疗。

［**处方**］生姜泻心汤加桃仁。

党参 10g，炙甘草 15g，姜半夏 7g，黄连 5g，黄芩 13g，生姜 25g，干姜 15g，桃仁 15g，大枣 10g。7 剂，每日 1 剂。

［**分析**］此胆汁反流性胃炎患者，前诊服完药后症状基本消失。本次就诊发现新问题，舌底瘀滞、舌头有点暗紫，饿后心慌乏力，恶心。本案以半夏泻心汤为主方加桃仁。

这里要强调：饿后有心慌、乏力，为瘀血证，故加活血化瘀药桃仁。

［**思路提示**］

1. **药证思路**

黄连证：心下痞。

人参证：心下硬。

黄连人参证：心下痞硬。

干姜证：喜唾；吐涎沫。

半夏证：肠鸣。

生姜证：嗳腐吞酸。

2. **方证思路**

《伤寒论》第157条：伤寒汗出，解之后，胃中不和，心下痞硬，干噫食臭，胁下有水气，腹中雷鸣，下利者，生姜泻心汤主之。

（三）吴茱萸汤证

案例 易某某，女，22岁。初诊：2023年7月3日。

［**主诉**］反酸伴烦躁、焦虑2个月。

［**现病史**］反酸，烦躁，焦虑2个月。心下痞硬，饮水欲吐，纳差。头昏头痛，肤冷、肢冷，晨起咽痛，面部、眼睑易浮肿。眠差易醒，大便不爽质黏；月经数月一行，量少；舌淡苔白腻，脉沉弦。外院检查诊断：胆汁反流性胃炎。

［**中医诊断**］吐酸。

［**处方**］吴茱萸汤加茯神。

制吴茱萸15g，党参15g，大枣10g，生姜30g，茯神30g。5剂，每日1剂。

二诊：2023年7月12日，患者药后，反酸、烦躁、焦虑等诸症好转，效不更方，7剂，巩固治疗。

［**分析**］该患者易烦躁焦虑，反酸2个月。纳差，眠差、易醒，晨起咽喉痛，眼睑容易浮肿（说明有水饮），月经数月不行，或虽来潮但量甚少，伴头痛、头昏，心下痞硬、饮水想吐，皮肤冷肢冷，大便不爽、黏马桶。

如此之多症状，我们怎么去组方？那我们肯定要抓要点，烦躁欲死、焦虑、反酸（反酸对应生姜证），结合四肢逆冷、皮肤冷，饮水有点想吐，或者食谷欲吐，这些对应吴茱萸汤证。睡眠不太好加茯神。

［思路提示］

1. 药证思路

吴茱萸证：食谷欲吐；烦躁欲死；久寒的肢冷。

生姜证：恶心呕吐；嗳腐吞酸。

2. 方证思路

《伤寒论》第243条：食谷欲呕，属阳明也，吴茱萸汤主之。

《伤寒论》第309条：少阴病，吐利，手足逆冷，烦躁欲死者，吴茱萸汤主之。

《伤寒论》第378条：干呕，吐涎沫，头痛者，吴茱萸汤主之。

（四）外台茯苓饮证

案例　苟某某，女，36岁。初诊：2023年6月23日。

［主诉］纳差、嗳气、胸满2天。

［现病史］纳差、嗳气、胸满2天。呼吸气塞欲抬头，饮水后加重，恶心，头昏，困重疲乏。排便不净，小便少；舌胖大，脉沉弱。外院胃镜检查诊断：胆汁反流性胃炎。

［中医诊断］嗳气，纳差。

［处方］外台茯苓饮。

党参30g，白术30g，茯苓30g，陈皮25g，麸炒枳实20g，生姜40g。3剂，每日1剂。

二诊：2023年6月27日，诸症消失，不需再处方治疗。

［分析］该患者患胃病多年，现纳差、不间断嗳气、饮水胃胀加重、胸闷2天。呼吸不畅，有点堵塞感，抬头后呼吸自觉通畅一些，但饮水后加重，据此说明心下痞肯定存在；其他症状是头昏、困重、疲乏、恶心、小便比较少，舌胖大，脉沉弱。选方外台茯苓饮，治心胸中有停痰宿水，小便不利对应茯苓证，头昏对应茯苓白术证。

患者服药1小时后，自觉嗳气、恶心基本消失，症状好转很多。

这里需要说明一点，有时也需打破传统思维，不要总想着苓桂术甘汤、五苓散，茯苓剂用后症状好转后就要考虑换方。

[思路提示]

1. 药证思路

人参证：不欲食，食后胃胀；心下硬。

白术证：心下痞，胀满。

茯苓证：头昏；小便不利。

生姜证：恶心呕吐；不欲食。

枳实：心中痞；心下坚。

2. 方证思路

《金匮要略》之《外台》茯苓饮：治心胸中有停痰宿水，自吐出水后，心胸间虚，气满，不能食，消痰气，令能食。

五、萎缩性胃炎

黄连汤证、理中汤证、茯苓饮证

案例 林某某，男，54岁。初诊：2023年5月15日。

[主诉] 心下痞、疼痛10年，加重20天。

[现病史] 心下痞、疼痛10年，加重20天。恶心欲吐，心下硬，腹痛肠鸣，矢气增加。平素怕凉，汗出，胸闷。舌红苔黄厚，脉滑数。胃镜检查诊断：萎缩性胃炎C2型伴糜烂。

[中医诊断] 胃痞、胃痛。

[处方] 黄连汤。

黄连15g，姜半夏5g，党参5g，干姜6g，炙甘草6g，桂枝10g，大枣5g。3剂，每日1剂。

[分析] 该患者是萎缩性胃炎C2型伴糜烂，最先出现的症状是10年的心下痞痛，按照"胸中有热，胃中有邪气，腹中痛，欲呕吐者，黄连汤主之"来治疗，同时也有汗出的桂枝证，选用黄连汤。

[思路提示]

1. 药证思路

黄连证：心下痞；腹痛，胃痛。

桂枝证：汗出。

2. 方证思路

《伤寒论》第 173 条：伤寒，胸中有热，胃中有邪气，腹中痛，欲呕吐者，黄连汤主之。

二诊：2023 年 6 月 8 日，患者服完初诊药后，胃痛、肠鸣、矢气多等消失，现症见饮食后胃胀，恶心欲吐，左胁下隐痛。舌红，苔薄黄，脉沉细。

［处方］外台茯苓饮。

党参 15g，白术 15g，茯苓 15g，陈皮 12g，枳实 10g，生姜 25g。5 剂，每日 1 剂。

［分析］患者饮食后胃胀伴恶心，恶心的药证对应生姜证。饮水的痞跟黄连痞不同，这个痞是饮水之后胃脘觉胀，对应的药证是白术；黄连痞一般来说能食、饥饿得快。因此药证对临床运用是有指导意义的，所以用的是外台茯苓饮。

［思路提示］

1. 药证思路

人参证：不欲食，食后胃胀。

白术证：心下痞，心下满。

生姜证：恶心；不欲食。

枳实证：心下痞。

2. 方证思路

《金匮要略》之《外台》茯苓饮：治心胸中有停痰宿水，自吐出水后，心胸间虚，气满，不能食，消痰气，令能食。

三诊：2023 年 6 月 15 日，患者药后，还有少许痞胀，新增喜吐清口水的症状，左胁下仍有少许疼痛，改方为理中汤加百合乌药，7 剂。

［处方］理中汤合百合乌药汤。

党参 15g，白术 15g，干姜 15g，炙甘草 15g，百合 15g，乌药 15g。7 剂，每日 1 剂。

［分析］喜欢吐清口水的药证就是典型的干姜证；患者左胁下稍痛，有时痛，有时不痛，可能是胃底有稍许不适，所以继续治痞，用白术。理中汤主要是针对痞，左胁下偶尔有点痛，就用了一个经验方百合乌药汤，百合和乌药各用 15g。

1. 药证思路

干姜证：喜唾，吐涎沫。

白术证：心下痞，心下满。

2. 方证思路

《伤寒论》第159条：伤寒服汤药，下利不止，心下痞硬，服泻心汤已，复以他药下之，利不止，医以理中与之，利益甚。理中者，理中焦……

《伤寒论》第396条：大病瘥后，喜唾，久不了了，胸上有寒，当以丸药温之，宜理中丸。

四诊： 2023年6月23日，患者药后，左胁下偶痛，心下微痞，喜唾。去上方百合、乌药，加白芍20g以止痛。

[处方] 理中汤加白芍。

党参15g，白术15g，炙甘草15g，干姜15g，白芍20g。7剂，每日1剂。

[分析] 经随访该例患者治疗疗效很好。疾病是萎缩性胃炎，治疗过程本来较慢，即使没有症状了，也要再巩固治疗一段时间，一般治疗4个月以上。

需要强调的是：患者心下痛、矢气多、胸闷、汗出都治好了，出现了一个症状，即饮水或饭后胃胀、恶心，选方外台茯苓饮好转。之后出现左胁下有点痛，心下还有点痞，特别是清口水多即喜唾。根据药证，喜唾对应干姜证。患者服药两三天后，清口水、心下痞胀好转很多，当时用理中汤加百合、乌药，症状基本上都得到缓解，本诊次把百合、乌药去掉，加白芍20g，因为白芍亦可治疗心下痛也。

一般心下痞且疼痛，没有明确药证方证时，使用理中汤需要加理气止痛药如百合、乌药。这是引用别人的经验，即百合乌药汤治疗各种胃病有效，当然这也不绝对。如果有明显黄连汤证或者四逆散证时则不加。该病案提示喜唾、心下痞胀，用理中汤效果好。

1. 药证思路

干姜证：喜唾。

白术证：心下痞，胀满。

芍药证：腹痛。

2. 方证思路

《伤寒论》第 159 条：伤寒服汤药，下利不止，心下痞硬，服泻心汤已，复以他药下之，利不止，医以理中与之，利益甚。理中者，理中焦……

《伤寒论》第 396 条：大病瘥后，喜唾，久不了了，胸上有寒，当以丸药温之，宜理中丸。

六、腹胀

厚朴三物汤证

案例 陈某某，男，52 岁。初诊：2023 年 6 月 16 日。

［主诉］腹满、排便不爽 1 个月。

［现病史］1 个月前开始，患者无明显诱因出现腹满，排便不爽，大便不净，肛门坠胀，便溏，矢气多。舌红苔白，脉沉数。

［中医诊断］腹满。

［处方］厚朴三物汤加术。

厚朴 40g，枳实 25g，熟大黄 20g，白术 20g。7 剂，每日 1 剂。

［分析］该病例腹满、排便不爽、大便不净，排便时和排便后肛门坠胀，这是大便难的一种。

根据平时用药经验，熟大黄免煎颗粒剂 20g 不会导致腹泻（可能是免煎颗粒剂的优势），反而大便会成型一些。因为没有大便干结，所以不用芒硝。肛门坠胀对应药证枳实，用了 25g 枳实应该效果好，加白术合成枳术汤，其方证是治肠间有水气。

患者排便困难，且大便溏，又腹胀。厚朴三物汤除腹满、腹痛，枳术汤除肠间水气。

反复强调，合方加药不要破坏主结构，就是说要确保功效方向一致。

［思路提示］

1. 药证思路

枳实证：心中痞；心下坚；下重（下垂）。

厚朴证：腹满。

大黄证：大便难。

白术证：心下痞，胀满。

2. 方证思路

《金匮要略·腹满寒疝宿食病脉证并治》：痛而闭者，厚朴三物汤主之。

二诊： 2023 年 7 月 30 日，患者初诊服药 2 天后，排便正常，矢气多、肛门坠胀感消失，原方 7 剂，巩固治疗。

[分析] 患者初诊主诉为腹满、排便不净，选方厚朴三物汤 3 剂，因为矢气多，加白术，取枳术汤之意。患者服用 2 天之后排便正常，矢气多、肛门坠胀都消失了，这说明矢气多不一定用半夏，枳术汤效果也很好。临床上对于肠鸣、矢气多，枳术汤的疗效，大家可多使用验证。

另外强调一下，凡是有坠胀，不管是肛门坠胀、子宫脱垂，一定记住用含枳实的方剂，比如四逆散。

七、腹痛

（一）真武汤证

案例 陈某某，男，52 岁。初诊：2023 年 6 月 14 日。

[主诉] 腹痛伴头昏、疲乏 1 个月。

[现病史] 1 个月前，患者连续饮酒数天后开始出现腹痛，疲乏，身沉重，头昏胀，晨起欲闭目，小便黄，舌红，苔薄白、部分发黑，脉沉微。

[中医诊断] 腹痛。

[处方] 真武汤。

附片 15g，生姜 30g，赤芍 20g，茯苓 30g，炒苍术 20g。7 剂，每日 1 剂。

二诊： 2023 年 6 月 29 日。患者服完初诊药后，腹痛、头昏、疲乏等诸证好转，效不更方，原方 7 剂，巩固治疗。

[分析] 患者连续饮酒几天后，出现腹痛，头昏胀，困重疲乏，脉沉微。

头昏胀、困重茯苓白术剂，选用哪个经方较好呢？本案患者没有汗出、没有胸闷、没有口渴。身沉重，头重眩对应白术证；腹痛对应芍药证；晨起欲闭目（但欲寐）、脉沉微对应附子证；所以选真武汤。其中芍药用的赤芍，因白芍易致腹泻。张仲景用赤芍用得较多，只有芍药甘草汤中的芍药用白芍。个人经验：无腹泻用白芍；有腹泻可炒白芍、赤芍一起用。

需要强调的是：以身沉重为表现者，主要用真武汤；以疼痛为主伴背心冷者，主要用附子汤。

［思路提示］

1. 药证思路

附子证：脉沉微；但欲寐，体能低下。

茯苓证：头昏。

白术证：四肢沉重，身重，头重眩。

芍药证：腹满腹痛；心下急，心下满微痛。

2. 方证思路

《伤寒论》第316条：少阴病……小便不利，四肢沉重疼痛……真武汤主之。

（二）黄连汤证

案例 欧某某，男，50岁。初诊：2023年7月21日。

［主诉］腹痛、腹胀5天。

［现病史］5天前开始，患者无明显诱因出现饭后胃胀，轻微腹痛，肠鸣，恶心，发热汗出。舌红苔薄黄，脉弦数。

［既往史］糖尿病。

［中医诊断］腹痛。

［处方］黄连汤。

黄连10g，姜半夏7g，党参10g，干姜10g，甘草10g，桂枝15g，大枣5g。2剂，每日1剂。

二诊：2023年7月25日，患者服完初诊药后，腹胀、腹痛等诸症好转，效不更方，原方2剂，巩固治疗。

［分析］本次就诊主诉是饭后胃胀，肠鸣伴轻微腹痛，有点恶心、发热汗出。

肠鸣（腹中雷鸣）对应半夏证；恶心对应半夏证或生姜证（本案没有生姜证，就是半夏证）；发热汗出对应桂枝证。整体方证为"胸中有热、胃中有邪气、腹中痛"，不下利但呕吐，对应方证为黄连汤，从下而解（造成有点腹泻这种状态）。

方证对应，腹痛、肠鸣、恶心、发热、汗出应该很快得到改善。

［思路提示］

1. 药证思路

黄连证：胃痛，腹痛。

半夏证：恶心呕吐；肠鸣。

人参证：不欲食，食后胃胀。

桂枝证：汗出。

2. 方证思路

《伤寒论》第173条：伤寒，胸中有热，胃中有邪气，腹中痛，欲呕吐者，黄连汤主之。

八、腹泻

（一）理中汤证

案例1 艾某某，男，59岁。初诊：2023年6月24日。

［主诉］大便稀溏伴心下痞胀20天。

［现病史］20天前，患者无明显诱因开始出现大便稀溏，每日便4～6次，伴心下痞胀，饮水之后出现心下振水声。眠差，小便少，舌体水润，脉沉紧。

［中医诊断］腹泻。

［处方］理中汤加茯苓。

党参15g，炒苍术15g，干姜15g，炙甘草15g，茯苓40g。3剂，每日1剂。

二诊：2023年6月29日，诸症好转，效不更方，3剂，巩固治疗。

［分析］该患者大便稀溏，每日4～6次大便，心下痞胀，饮水之后出现心下振水声，眠差，小便少，舌体水润明显。由上可知本病为太阴病，相当于腹满下利、口不渴，所以选理中汤。以我的经验，对于便溏，选择术时要用苍术，不要用白术。

临床实践而知，只用理中汤想把便溏解决很难。大便稀溏是下解，对应茯苓证。理中汤加上茯苓后相当于含有时方四君子汤，疗效更佳。

虽然利小便以实大便，如无口干，不可乱用茯苓泽泻汤、五苓散；不是下解也不可乱用苓桂术甘汤。

［思路提示］

1. 药证思路

白术证：心下痞，胀满。

茯苓证：大便溏。

2. 方证思路

《伤寒论》第159条：伤寒服汤药，下利不止，心下痞硬，服泻心汤已，复以他药下之，利不止，医以理中与之，利益甚。理中者，理中焦……

《伤寒论》第396条：大病瘥后，喜唾，久不了了，胸上有寒，当以丸药温之，宜理中丸。

案例2 刘某某，女，66岁。初诊：2023年6月6日。

［主诉］腹泻、肛门坠胀3年余。

［现病史］3年多前开始，患者无明显诱因出现大便稀溏，排便次数多，肛门坠胀，胃凉，易感冒。舌淡红，苔薄白，脉沉细。

［中医诊断］太阴病。

［处方］理中汤去干姜加枳实茯苓。

党参10g，白术20g，炙甘草20g，茯苓30g，枳实15g。7剂，每日1剂。

二诊：2023年6月14日，患者服完初诊药后，腹泻、肛门坠胀等诸症好转，效不更方，原方7剂，巩固治疗。

［分析］主诉腹泻结合脉沉主水，属太阴腹泻，取理中汤。肛门坠胀多年，有胀的白术药证，同时也有下重的枳实证。用理中汤去干姜，因为怕干姜生津液，会增加腹泻。脉沉有水饮，加茯苓。选方理中汤去干姜加茯苓枳实。

［思路提示］

1. 药证思路

党参证：不欲食，食后胃胀。

白术证：胀满；肿。

茯苓证：下利，便溏。

枳实证：下垂。

2. 方证思路

《伤寒论》第159条：伤寒服汤药，下利不止，心下痞硬，服泻心汤已，复以他药下之，利不止，医以理中与之，利益甚。理中者，理中焦……

《伤寒论》第396条：大病瘥后，喜唾，久不了了，胸上有寒，当以丸药温之，宜理中丸。

（二）黄芩加半夏生姜汤证

案例 贾某某，男，36岁。初诊：2023年7月30日。

[主诉]腹泻、腹痛1天。

[现病史]腹泻、腹痛1天，下利十余次，心烦眠差，恶心厌食，肛门灼热，脉弦数。

[中医诊断]腹泻。

[处方]黄芩加半夏生姜汤。

黄芩20g，白芍20g，大枣20g，炙甘草20g，姜半夏11g，生姜25g。1剂。

二诊：2023年8月1日，患者服完初诊药后，腹痛、腹泻等诸症好转，效不更方，原方2剂，巩固治疗。

[分析]该患者腹痛腹泻，日腹泻十余次，伴心烦、眠差、恶心厌食、肛门灼热、脉弦数。

心烦、入睡难对应黄芩证，恶心、厌食对应生姜证，恶心也有半夏证。整体方证，下利不止伴腹痛，呕吐恶心，符合黄芩加半夏生姜汤证。

[思路提示]

1. 药证思路

黄芩证：心烦。

芍药：腹满腹痛。

半夏证：恶心呕吐。

生姜证：恶心呕吐；厌食。

2. 方证思路

《伤寒论》第172条：太阳与少阳合病，自下利者，与黄芩汤；若呕者，黄芩加半夏生姜汤主之。

（三）乌梅丸证

案例 庹某某，男，45岁。初诊：2023年5月29日。

[主诉]腹泻9年。

[现病史]9年前开始，患者无明显诱因出现大便稀溏，排便次数多，食冷

则加重。偶有气上冲胸，易反酸，口水多，口渴，疲乏，冬天肢冷，烦躁，夜间易醒。小便黄，夜尿 1 次。舌淡红、花剥苔，脉滑数。

［外院检查诊断］直肠炎，直肠肿胀糜烂，尿酸 502μmol/L。

［既往史］肠息肉术后。

［中医诊断］腹泻。

［处方］乌梅丸。

乌梅 20g，当归 4g，肉桂 9g，细辛 6g，附片 10g，干姜 10g，花椒 6g，黄连 12g，党参 5g，黄柏 5g。7 剂，每日 1 剂。

二诊：2023 年 6 月 9 日，患者服用药 1 周后，腹泻次数由日行数次变为日 1～2 次，效不更方，原方 7 剂，巩固治疗。

［分析］该患者检查有慢性直肠炎、直肠肿胀糜烂、痛风，尿酸 502μmol/L，主诉便溏、排便次数多、食冷加重 9 年，还伴有四肢逆冷、烦躁、口渴。

口渴、久利对应乌梅证；气上冲对应桂枝证；口水多对应干姜证；容易疲乏属于少阴的体能，厥阴病肯定也有少阴体能低下，对应附子证；夜尿多也对应附子证；花剥苔说明胃气有损伤，以干姜补津液；人参（党参）治疗不欲食；久利是久寒发展成厥阴病的表现，烦躁、气上冲（气上撞心）、夜间易醒是厥阴的整体方证。

患者服用药 1 周后，腹泻次数由一日数次变为一日 1~2 次，这个效果十分显著，二诊原方续服 1 周，嘱患者服完药后自购乌梅丸巩固，后随访病愈。

［思路提示］

1. 药证思路

乌梅证：消渴；下利；息肉。

桂枝证：气上冲。

干姜证：喜唾。

附子证：但欲寐，体能体下。

人参证：不欲食，食后胃胀。

2. 方证思路

《伤寒论》第 338 条：伤寒脉微而厥，至七八日肤冷，其人躁无暂安时者，此为脏厥，非蛔厥也。蛔厥者，其人当吐蛔。令病者静，而复时烦者，此为脏寒。蛔上入其膈，故烦，须臾复止，得食而呕，又烦者，蛔闻食臭出，其人常自吐蛔。蛔厥者，乌梅丸主之。又主久利。

案例 2 刘某某，男，45 岁。初诊：2023 年 6 月 29 日。

[**主诉**] 间断腹泻 1 年，加重 1 个月。

[**现病史**] 间断腹泻 1 年，加重 1 个月。食青菜、水果腹泻，排脓样大便，饮水后肠鸣，食肉或吹冷风后腹痛，喜温喜按。口渴，肢冷，烦躁。舌红苔白，脉微细。在外院予以西药服用，症状改善不明显。西医诊断：慢性肠炎。

[**中医诊断**] 腹泻。

[**处方**] 乌梅丸加白头翁。

乌梅 30g，酒当归 4g，肉桂 6g，细辛 6g，花椒 4g，附片 6g，干姜 10g，黄连 10g，党参 6g，黄柏 6g，白头翁 10g。14 剂，每日 1 剂。

二诊：2023 年 8 月 2 日，诸症好转，效不更方，7 剂，巩固治疗。

[**分析**] 该患者主诉间断腹泻 1 年余，外院予以西药症状改善不明显，前来寻求中医治疗。

患者腹泻 1 年余属久利，伴口渴，符合乌梅证；饮水肠鸣说明体内有水饮，对应细辛证（肠鸣不一定就是半夏证，不能机械，一个症状可对应多个药证）；喜温喜按说明内有久寒，这里的久寒是甘草干姜证；肢冷干姜证、细辛证、当归证。

食青菜、水果则腹泻，食肉或吹冷风后腹痛，腹痛对应大建中汤证，大建中汤在乌梅丸里是可以治疗腹痛的，黄连对于寒热错杂的胃里有邪气的腹中痛有确切疗效。

整体症状有烦躁肢冷、口渴、腹泻，此为寒热错杂的厥阴病，因此选择乌梅丸。

[**思路提示**]

1. 药证思路

乌梅证：消渴；久利。

细辛证：厥冷；心下有水气。

干姜证：手足冷。

当归证：手足冷；腹痛；脉细。

黄连证：胃痛，腹痛。

附子证：下利清谷；手足逆冷。

2. 方证思路

《伤寒论》第 338 条：伤寒脉微而厥，至七八日肤冷，其人躁，无暂安时者，此为脏厥，非蛔厥也。蛔厥者，其人当吐蛔。令病者静，而复时烦者，此为脏寒。蛔上入其膈，故烦，须臾复止，得食而呕，又烦者，蛔闻食臭出，其人常自吐蛔。蛔厥者，乌梅丸主之。又主久利。

九、便秘

（一）白虎加人参汤证

案例 欧某某，男，50岁。初诊：2023年7月3日。

［主诉］便秘、口渴3个月。

［现病史］患者患糖尿病7年，服用二甲双胍等4种西药降糖，现空腹血糖8.3mmol/L；3个月前开始出现大便干结、4～5天1次。口渴，每日饮水3000ml左右而不解渴，舌燥，易饥心慌，目眵多，偶有足麻。舌红苔薄黄，脉洪大。

［中医诊断］便秘。

［处方］白虎加人参汤加桃仁。

石膏80g，知母30g，人参15g，炙甘草10g，桃仁10g。7剂，每日1剂。

二诊：2023年7月11日，患者服完初诊药后，便秘、口渴等诸症好转，效不更方，原方7剂，巩固治疗。

［分析］该患者糖尿病7年，服用二甲双胍等4种西药降糖，空腹血糖8.3mmol/L。大便干结、口渴舌燥，偶尔伴足麻，虽然没有腹满身重，但是已经面垢（目眵也可以理解为面垢），所以选用阳明病的白虎加人参汤。

口渴对应石膏证；舌燥、大便干对应知母证；偶尔足麻，易饥、心慌，加桃仁。饮水多而不解渴，每日饮水3000ml左右，对应白虎加人参汤的"欲饮水数升者""大烦渴不解"。

［思路提示］

1. **药证思路**

石膏证：口渴；腹满；面垢（目眵）。

知母证：舌燥烦。

2. **方证思路**

《伤寒论》第219条：三阳合病，腹满、身重……白虎汤主之。

（二）麻子仁丸证

案例 陈某某，女，59岁。2023年7月29日。

[主诉] 大便干结，排便难6年。

[现病史] 大便干结，排便难6年，唇干，腿抽筋，舌红苔薄黄，脉细涩。

[中医诊断] 便秘（阳明病）。

[处方] 麻子仁丸。

大黄3g，熟大黄6g，苦杏仁10g，火麻仁30g，麸炒枳实10g，白芍20g，厚朴12g。3剂，每日1剂。

[分析] 该患者大便干结，排便困难6年，唇干，腿抽筋，舌红苔薄黄，脉细涩。本来很想用甘草干姜汤，因为这种便秘是一种节水模式，没有腹胀等异常，只是排便困难，而且一个星期排一次，如果不吃药的话，可能一个星期都不便，因此可以判断是脾无所约、津液匮乏的便秘。

根据药证，大便干结对应大黄证；火麻仁可以润肠通便；枳实可以加强肠蠕动；芍药可以补充津液且治疗抽筋，唇干是整体津液不足的表现。因此选方麻仁丸，麻子仁丸里有个小承气汤。

[思路提示]

1. 药证思路

大黄证：排便困难。

厚朴证：腹满。

2. 方证思路

《伤寒论》第247条：趺阳脉浮而涩，浮则胃气强，涩则小便数，浮涩相搏，大便则硬，其脾为约，麻子仁丸主之。

十、肛门坠胀

四逆散证

案例 陈某某，女，78岁。初诊：2023年7月29日。

[主诉] 肛门坠胀间断发作20年。

[现病史] 肛门坠胀20年。烦躁，口唇麻木，汗多，腹痛，便溏。舌淡苔

白、舌底瘀滞，脉细弦。

［既往史］子宫脱垂 2 年。

［中医诊断］肛门坠胀。

［处方］四逆散合黄芪防风汤。

北柴胡 15g，麸炒枳实 30g，白芍 10g，炙甘草 15g，黄芪 50g，防风 3g。7 剂，每日 1 剂。

二诊： 2023 年 8 月 3 日，患者服完初诊药后，肛门坠胀等诸症好转，效不更方，原方 7 剂，巩固治疗。

［分析］该患者肛门坠胀 20 年，有子宫脱垂（平躺可减轻），汗多，腹痛、便溏。枳实有促进平滑肌收缩的作用，芍药、甘草对缓解平滑肌痉挛也有效果，组合在一起，选方四逆散为主方，减少芍药用量，加大枳实用量。因汗多、子宫脱垂，加黄芪防风汤。

［思路提示］

1. 药证思路

枳实证：下重，下垂。

芍药证：肌肉挛急；腹痛。

2. 方证思路

《伤寒论》第 318 条：少阴病，四逆，其人或咳，或悸，或小便不利，或腹中痛，或泄利下重者，四逆散主之。

第四节　泌尿系统疾病

一、膀胱炎

栝楼瞿麦丸证、真武汤证

案例 袁某某，女，50 岁。初诊：2023 年 6 月 28 日。

［主诉］尿频、尿急、尿少 1 周。

［现病史］尿频、尿急、尿少 1 周，遇冷天加重、热天减轻。口渴，畏寒恶

风汗多，头昏、耳鸣、气短，下肢冷，疲乏欲寐不想动。大便难，舌淡红，苔白润，脉沉细。

[既往史] 共济失调、小脑萎缩、体位性低血压。

[诊断] 膀胱炎。

[处方] 栝楼瞿麦丸。

天花粉 20g，瞿麦 20g，附片 20g，山药 45g，茯苓 45g，萹蓄 20g，滑石 20g。3 剂，每日 1 剂。

[分析] 患者主诉尿频、尿急、尿少，口渴严重。因热天缓解、冷天加重，还是考虑为少阴病，选方栝楼瞿麦丸。栝楼瞿麦丸是《金匮要略》方，条文内容是"小便不利者，有水气，其人若渴"。

口渴对应天花粉证（用量不宜多，否则易致腹泻）；头昏对应茯苓证；小便不利对应瞿麦证；但欲寐对应附子证。上热下寒即上面口渴、下面脚冷，选方栝楼瞿麦丸。利用时方八正散治疗尿频尿急的原因，加滑石和萹蓄加强疗效。

[思路提示]

1. 药证思路

茯苓证：头昏；小便不利。

附子证：但欲寐，体能低下。

天花粉证：口渴。

2. 方证思路

《金匮要略·消渴小便不利淋病脉证并治》：小便不利者，有水气，其人若渴，栝楼瞿麦丸主之。

二诊：2023 年 7 月 5 日，患者服完初诊药后，头昏、尿频尿急好转，仍有点咳、尿频、手足冷。

[处方] 栝楼瞿麦丸合五苓散。

天花粉 10g，瞿麦 20g，附片 20g，山药 20g，茯苓 30g，白术 10g，泽泻 15g，猪苓 10g，桂枝 9g。7 剂，每日 1 剂。

[分析] 首诊时用栝楼瞿麦丸治疗尿频尿急，为什么用栝楼瞿麦丸？因为本案属于阴证，具体来说是上热下寒，明显但欲寐等是少阴病的表现，同时又有口渴，所以就选择栝楼瞿麦丸。患者服完药后大便好了，我想肯定是天花粉的作用，整体感觉不错。

本诊主诉头昏、尿频尿急有好转，还有点咳、尿频、手足冰冷，所以加大利小便的作用。本来渴而小便不利对应方证五苓散，但患者有明显的但欲寐、体能很低下等少阴证表现，所以还是把栝楼瞿麦丸继续用上，再合五苓散加强疗效。

二、水肿

（一）越婢汤证

案例 欧某某，女，58 岁。初诊：2022 年 9 月 5 日。

[**主诉**] 眼睑浮肿伴皮肤痒 3 天。

[**现病史**] 3 天前，患者无明显诱因出现眼睑浮肿，皮肤痒，汗出，不渴。舌红苔白，脉浮。到外院治疗，症状改善不明显。

[**处方**] 越婢汤加蛇床子、白鲜皮、紫草。

麻黄 15g，石膏 24g，大枣 8g，甘草 6g，生姜 9g，蛇床子 10g，白鲜皮 30g，紫草 20g。3 剂，每日 1 剂。

[**分析**] 此患者眼睑浮肿伴皮肤痒，到外院诊治，症状改善不明显。风水，脉浮，越婢汤；里水，脉沉，越婢加术汤。本案其实就是一个风水，另外皮肤痒，故加三味止痒药。上方服一次（一顿），半天后患者水肿好了，痒也消了。

（二）越婢加术汤证

案例 黄某某，女，59 岁。初诊：2023 年 7 月 4 日。

[**主诉**] 眼睑、面部及下肢反复水肿 7 个月。

[**现病史**] 7 个月前开始，患者无明显诱因反复出现眼睑、面部及下肢水肿，下肢皮肤青紫瘀斑、瘙痒，口干。遗尿、尿频、小便量少。舌红苔白，舌底瘀滞，脉沉。

[**中医诊断**] 太阳太阴合病。

[**处方**] 越婢加术汤加滑石。

麻黄 15g，石膏 45g，大枣 10g，生姜 20g，甘草 6g，白术 50g，滑石 20g。3 剂，每日 1 剂。

二诊：2023 年 7 月 8 日，患者服完初诊药后，水肿、皮肤瘙痒、尿频减轻，效不更方，原方 4 剂，巩固治疗。

［**分析**］该患者在各大医院检查，检查结果未发现异常，但患者反复水肿，下肢青紫瘀斑，血小板计数也正常，西医予以维生素 C 口服无效。

观此患者，肿、胀明显，脉沉，选方越婢加术汤。如果脉浮，则用越婢汤，不加术。另外针对患者尿频、尿急，加滑石。

［**思路提示**］

1. **药证思路**

麻黄证：诸痛肿，沉重。

石膏证：利尿（配合麻黄效佳）。

白术证：肿。

2. **方证思路**

《金匮要略·水气病脉证并治》：里水者，一身面目黄肿，其脉沉，小便不利，故令病水。假如小便自利，此亡津液，故令渴也。越婢加术汤主之。

《金匮要略·水气病脉证并治》：里水，越婢加术汤主之，甘草麻黄汤亦主之。

（三）防己茯苓汤证

案例 王某某，女，76 岁。初诊：2023 年 5 月 15 日。

［**主诉**］下肢凹陷性水肿 1 个月。

［**现病史**］1 个月前，患者无明显诱因开始出现下肢凹陷性水肿，伴乏力，肢冷，畏寒。舌紫红，苔薄白，脉沉细。

［**中医诊断**］水肿。

［**处方**］防己茯苓汤。

防己 15g，茯苓 30g，黄芪 15g，桂枝 15g，炙甘草 10g。3 剂，每日 1 剂。

二诊：2023 年 5 月 20 日。诸症好转，效不更方，4 剂，巩固治疗。

［**分析**］本次主诉下肢凹陷性水肿即皮水。水肿有茯苓证，还有防己证是重点，凹陷性水肿用五苓散是解不了的，这种皮水要用防己。有肢冷、畏寒对应的桂枝证；乏力对应黄芪补虚，黄芪、茯苓合用是治疗皮水。因此选用防己茯苓汤。

防己黄芪汤也可以治水肿，但防己黄芪汤主治的是风水。

［**思路提示**］

1. **药证思路**

防己证：水肿。

茯苓证：下解。

桂枝证：畏寒，恶风，肢冷。

2.方证思路

《金匮要略·水气病脉证并治》：皮水为病，四肢肿，水气在皮肤中，四肢聂聂动者，防己茯苓汤主之。

第五节　内分泌和代谢性疾病

一、甲状腺功能亢进症

桂枝茯苓丸合抵当汤证

案例　祝某某，女，19岁。初诊：2023年6月16日。

［**主诉**］头蒙、乏力、心慌3年。

［**现病史**］头蒙、乏力、心慌3年。喜忘，汗多，易饥后头昏眼花，眼突出、眼胀，不欲饮，肠鸣，胃振水声。大便溏，小便黄，舌胖大，舌底瘀滞，脉沉细。外院检查诊断为甲状腺功能亢进症。中西医多方治疗，症状改善不明显。

［**中医诊断**］眩晕。

［**处方**］桂枝茯苓丸合抵当汤加半夏白术。

桂枝15g，茯苓15g，牡丹皮15g，赤芍15g，桃仁15g，烫水蛭6g，土鳖虫10g，熟大黄12g，白术20g，姜半夏11g。3剂，每日1剂。

二诊：2023年6月29日。诸证好转，效不更方，原方7剂，巩固治疗。

［**分析**］该患者患甲状腺功能亢进症，找了很多中西医治疗，症状改善不明显。虽说是甲状腺功能亢进症，我并没有用海藻玉壶汤。还是从药证方证角度出发。

喜忘、饥饿后头昏乏力，根据《伤寒论》第237条"……其人喜忘者，必有蓄血，所以然者，本有久瘀血，故令喜忘……"，第257条"……合热则消谷喜饥，至六七日不大便者，有瘀血"，《金匮要略》"五劳虚极羸瘦，腹满不能饮食……内有干血，肌肤甲错，两目黯黑"，说明喜忘、饥饿后头昏乏力都是体内有瘀血的表现。眼睛凸出明显，也说明瘀血明显。大便稀、小便黄对应药证茯苓，头昏也对应茯苓证；有汗对应桂枝证，因此选用桂枝茯苓丸为基础方。

因为病情较久，虽说没有腹部的硬满，为了加强这个区域的作用，合抵当汤。

另外，眼胀、眼突明显，对应药证是白术，加进去就看到了苓桂术甘汤的存在。

眼突，《伤寒论》的越婢加半夏汤条中有"目如脱状"，为什么要加半夏？联想到会不会加半夏对眼突有治疗作用呢？另外肠鸣、不欲饮也是半夏证，因此加了半夏。

[思路提示]

1. 药证思路

桂枝证：汗出；胸满；短气。

茯苓证：头昏；小便不利。

白术证：肿。

半夏证：不欲饮；肠鸣。

2. 方证思路

《金匮要略》：妇人宿有癥病……所以血不止者，其癥不去故也。当下其癥，桂枝茯苓丸主之。

《伤寒论》第257条：病人无表里证……合热则消谷喜饥……有瘀血，宜抵当汤。

二、甲状腺功能减退症

（一）小柴胡汤 + 当归芍药散证

案例 王某某，女，76岁。初诊：2023年6月19日。

[主诉] 不欲饮食、嗜卧1个月。

[现病史] 默默不欲饮食、嗜卧1个月，乏力，手抖，腹痛，腿肿，皮肤干燥有鳞屑。小便黄，胖大舌、舌红、舌底瘀，苔薄黄，脉沉细。

[既往史] 甲状腺功能减退症4年余，肺癌伴骨转移。

［**中医诊断**］纳差。

［**处方**］小柴胡汤合当归芍药散。

北柴胡 16g，黄芩 7g，姜半夏 7g，党参 10g，炙甘草 8g，生姜 12g，大枣 10g，酒当归 10g，赤芍 10g，川芎 9g，白术 15g，泽泻 10g，茯苓 30g。7 剂，每日 1 剂。

二诊：2023 年 6 月 28 日。患者服完初诊药后，不欲饮食、嗜卧等症好转，效不更方，原方 7 剂，巩固治疗。

［**分析**］该患者患肺癌骨转移、甲状腺功能减退症，复查加重，外院予以西药口服治疗后出现心动过速，遂前来要求服用中药。

结合患者情志默默，纳呆，给予小柴胡汤，另外手抖对应茯苓证，腿肿对应白术证，腹痛对应芍药、当归证，因此合方当归、芍药，即柴归汤。

［**思路提示**］

1. 药证思路

半夏证：不欲饮。

人参证：不欲食。

生姜证：不欲食。

茯苓证：震颤，肌肉跳动；小便不利。

白术证：肿。

芍药证：腹痛。

当归证：腹痛。

2. 方证思路

《伤寒论》第 96 条：伤寒五六日中风，往来寒热，胸胁苦满，嘿嘿不欲饮食，心烦喜呕……小柴胡汤主之。

《伤寒论》第 97 条：……休作有时，嘿嘿不欲饮食……小柴胡汤主之……。

《金匮要略·妇人妊娠病脉证并治》：妇人腹中诸疾痛，当归芍药散主之。

（二）当归四逆加吴茱萸生姜汤

案例 谭某某，女，32 岁。初诊：2023 年 7 月 31 日。

［**主诉**］肢冷伴烦躁 10 年。

［**现病史**］肢冷、烦躁 10 年，畏寒恶风，小腹冷，食冷腹泻，易饥，心悸胸闷，喜忘，多年不孕。舌底瘀滞，脉细涩。

［**西医诊断**］甲状腺功能减退症，不孕症。

［**处方**］当归四逆加吴茱萸生姜汤加桃仁。

酒当归 15g，桂枝 15g，白芍 15g，大枣 10g，炙甘草 10g，木通 10g，细辛 9g，制吴茱萸 9g，生姜 40g，桃仁 10g。7 剂，每日 1 剂。

［**分析**］患者主诉肢冷、烦躁 10 年，畏寒、恶风、小腹冷，食冷易腹泻，易饥，记忆力差，心悸胸闷。舌底瘀滞，脉细涩。外院西医诊断为甲状腺功能减退、不孕。

肢冷对应当归证、细辛证、桂枝证；畏寒、恶风对应桂枝证；烦躁、食冷腹泻、小腹冷，说明久寒，对应吴茱萸证。选方为当归四逆加吴茱萸生姜汤。因为记忆力差、喜忘、舌底瘀滞，说明有瘀血，所以加桃仁。

［**思路提示**］

1. 药证思路

当归证：手足冷。

细辛证：厥冷。

吴茱萸证：久寒的肢冷。

2. 方证思路

《伤寒论》第 351 条：手足厥寒，脉细欲绝者，当归四逆汤主之。

二诊：2023 年 8 月 7 日。药后心悸、心累、烦躁明显好转，舌底瘀消失。效不更方，把桃仁换成水蛭，7 剂，巩固治疗。

［**分析**］初诊服 7 剂药后，心悸、心累、烦躁明显好转，舌底瘀滞基本上没有了，继续巩固治疗。桃仁换成水蛭，因为记忆力差等瘀血证还需继续治疗。

三、糖尿病

白虎加人参汤证

案例 王某某，男，51 岁。初诊：2023 年 7 月 27 日。

［**主诉**］患糖尿病，烦渴 5 年。

［**现病史**］患糖尿病 5 年，现空腹血糖 12.89mmol/L。怕热，汗多，烦躁，渴欲饮水多，不解渴，易饥，肢冷。大便干，小便多，脉洪大。

［**中医诊断**］消渴（阳明病）。

［**处方**］白虎加人参汤。

人参 15g，石膏 80g，知母 30g，炙甘草 10g，珍珠米 50g（自备，先煮取米汤入药）。3 剂，每日 1 剂。

二诊：2023 年 8 月 2 日，患者服完初诊药后烦渴、汗多、怕热等缓解，效不更方，原方 5 剂，巩固治疗。

［**分析**］根据患者症状，烦躁对应知母证；渴欲饮水多对应石膏证；不解渴对应人参证。汗多对应桂枝证或阳明病。人参、粳米补津液，胃中津液充足后，易饥会好转。

［**思路提示**］

1. 药证思路

石膏证：口渴；汗出。

知母证：舌燥烦。

人参证：生津止渴。

2. 方证思路

《伤寒论》第 219 条：下之则额上生汗，手足逆冷，若自汗出者，白虎汤主之。

第六节　风湿性疾病

一、类风湿关节炎

桂枝芍药知母汤证

案例　任某，女，55 岁。初诊：2023 年 7 月 21 日。

［**主诉**］手指关节疼痛伴酸胀 1 个月。

［**现病史**］手指关节疼痛、酸胀、晨僵，常头痛、恶心欲吐，明显气上冲，恶风而汗少，腿抽筋，口干，舌暗、舌底瘀滞，脉沉。西医诊断为类风湿关节炎。

［**中医诊断**］痹证。

［**方选**］桂枝芍药知母汤原方。

甘草 10g，白术 25g，赤芍 15g，知母 20g，附片 15g，防风 20g，生姜 25g，桂枝 20g，麻黄 10g。5 剂，每日 1 剂。

[**分析**] 该患者是类风湿关节炎，主诉是手指关节疼痛伴酸胀 1 个月，早晨起来手指僵硬，经常头痛、恶心欲吐，还有非常明显的气上冲的感觉，怕风，但是汗少，腿抽筋，口干，舌暗淡、舌底瘀滞，脉沉。

脉沉对应附子证，酸胀中的胀对应白术证，白术、附子合用治疗酸胀效果是比较可靠的；头痛对应麻黄证、桂枝证；恶心呕吐对应生姜证；气上冲、恶风对应桂枝证；不出汗或汗少对应麻黄证；腿抽筋对应芍药甘草汤证；口干对应知母证。

这个患者的药证是比较全的，整体方证都符合桂枝芍药知母汤的方证，予汤药 7 剂，推测喝药之后 2 天就会有明显的改善，特别是晨僵和指节关痛，酸胀肯定很快就会改善的。

[**思路提示**]

1. **药证思路**

附子证：难以屈伸、剧烈疼痛，脉沉。

白术证：肿。

麻黄证：恶风汗少，肿、头疼。

桂枝证：汗出恶风、气上冲、头痛。

生姜证：恶心呕吐。

芍药证：肌肉挛急，腿抽筋。

知母证：口干。

2. **方证思路**

《金匮要略》：诸肢节疼痛，身体尪羸，脚肿如脱，头眩短气，温温欲吐，桂枝芍药知母汤主之。

二诊：2023 年 7 月 27 日。服药 2 天后，患者的指关节痛、晨僵、酸胀诸症就明显改善，5 剂后，恶心、恶风、口干全部消失，腿抽筋也明显减少。效不更方，5 剂，巩固治疗。后续又服用 5 剂巩固疗效。症状痊愈。

二、痛风

甘草附子汤证

案例 曹某，男，53岁。初诊：2023年6月12日。

[**主诉**] 痛风8年，脚趾及踝关节红肿热痛发作5天。

[**现病史**] 脚趾及踝关节红肿热痛发作5天，腿沉疲乏，动则汗出，舌红苔白，舌体开裂、麻。实验室检查：尿酸553μmol/L，肌酐1550μmol/L，尿隐血（＋）。

[**既往史**] 痛风。

[**中医诊断**] 痹证。

[**方选**] 甘草附子汤方。

炙甘草20g，白术30g，附片20g，桂枝30g。3剂，每日1剂。

二诊：2023年6月15日。脚趾与踝关节红肿疼痛已经基本消失，主诉：尿酸、肌酐比较高，尿隐血，上方基础上加土茯苓、车前草、秦皮加强疗效，7剂。

[**处方**] 炙甘草10g，土茯苓50g，白术30g，附片10g，桂枝15g，车前草60g，秦皮15g。

[**分析**] 该患者就诊时，处于痛风急性期，之前用西药仍缓解不了，脚趾和踝关节红肿热痛，根据药证对应，给予甘草附子汤治疗关节肿胀疼痛。二诊时，症状明显好转，关节已无疼痛，主诉尿酸、肌酐比较高，伴尿隐血，用方主方甘草附子汤不变，但剂量改变，疼痛消失附子需要减量，关节虽然不痛了，但仍然肿胀，白术用量不减，针对高尿酸、高肌酐，加用经验用药如车前草、秦皮以及大剂量土茯苓。

[**思路提示**]

1. 药证思路

附子证：关节疼痛、屈伸不利。

桂枝证：动则汗出。

白术证：关节肿胀、腿沉。

2. 方证思路

根据《伤寒论》第175条"风湿相搏，骨节疼烦，掣痛不得屈伸，近之则痛剧，汗出短气，小便不利，恶风不欲去衣，或身微肿者，甘草附子汤主之"。方证对应，结合药证，所以确定选方甘草附子汤。

第七节　神经精神系统疾病

一、头痛

（一）吴茱萸汤证

案例　郑某某，女，55岁。初诊：2023年7月3日。

[主诉] 头痛5天。

[现病史] 头痛5天，烦躁，肢冷，恶心欲吐，不欲食。舌淡红，苔薄白，脉沉。

[中医诊断] 头痛（厥阴病）。

[处方] 吴茱萸汤。

制吴茱萸12g，党参10g，生姜30g，大枣10g。2剂，每日1剂。

二诊：2023年7月6日。药后头痛、烦躁、肢冷、恶心干呕、不欲食等好转，效不更方，原方2剂，巩固治疗。

[分析] 该患者主诉头痛5天，烦躁，肢冷，恶心干呕，纳差、脉沉，对应方证吴茱萸汤。

[思路提示]

1. 药证思路

吴茱萸证：烦躁欲死；食谷欲吐。

人参证：不欲食。

生姜证：恶心呕吐，食欲差。

2. 方证思路

《伤寒论》第309条：少阴病，吐利，手足逆冷，烦躁欲死者，吴茱萸汤主之。（抓手：肢冷，烦躁。）

《伤寒论》第378条：干呕，吐涎沫，头痛者，吴茱萸汤主之。（抓手：干呕，头痛。）

（二）真武汤证

案例 张某某，女，31岁。初诊：2023年6月23日。

[**主诉**] 太阳穴痛、身体困重8个月，伴咽喉异物感2个月。

[**现病史**] 8个月前开始，患者无明显诱因出现太阳穴处痛、身体困重，2个月前开始自觉咽中有痰、异物感。伴头昏头痛，耳鸣，口苦，不欲饮，舌麻木，腰酸腿沉，脐周痛、小腹痛且冰凉，尿频，小便黄，舌淡苔白。

[**中医诊断**] 头痛（少阴病）。

[**处方**] 真武汤加减。

茯苓40g，白术10g，炒苍术10g，白芍20g，附片15g，生姜25g，紫苏叶20g。7剂，每日1剂。

二诊：2023年6月30日，患者服完初诊药后，太阳穴处痛、身体困重减轻，咽喉异物感好转，效不更方，原方7剂，巩固治疗。

[**分析**] 患者太阳穴处痛、身体困重8个月，咽喉异物感2个月，伴随症状也多。

咽喉有痰伴异物感可用半夏厚朴汤，但其他症状如头昏头痛，耳鸣，腹痛（脐周痛、小腹痛且冰凉）、尿频、腰酸腿沉对应真武汤。为了解决头昏头痛、腹痛、身沉重，决定先用真武汤。

真武汤含有生姜，可以合上半夏厚朴汤中的苏叶（不用半夏，因为十八反）。这样用药后，可能主症解了，兼症咽喉异物感也会好一些。咽喉有痰，不只是异物感。有痰是一个少阳状态，可以用茯苓剂。因为有痰是津液相对匮乏的表现（少阳状态），津液不足，不能汗解（上解），只能下解（茯苓是下解模式，如去桂加茯苓白术汤）。加上有生姜，生姜对少阳状态亦有益处，因为甘草干姜汤可治多痰，可知生姜也具补充津液之功。

[**思路提示**]

1. 药证思路

附子证：四肢微急、难以屈伸、剧烈疼痛；但欲寐，体能低下。

茯苓证：水饮的下利（包括便溏），人体下解的趋势；小便不利。

白术证：四肢沉重，身重，头重眩。

芍药证：腹满腹痛；心下急；肌肉挛急、脚挛急。

2. 方证思路

《伤寒论》第 316 条：少阴病……小便不利，四肢沉重疼痛……真武汤主之。

（三）五苓散证合桂枝茯苓丸证

案例 高某某，女，49 岁。初诊：2023 年 6 月 16 日。

[主诉] 头痛 8 年。

[现病史] 头痛 8 年，头昏蒙发胀，眼睛肿胀，视物昏花，口干，晨起口唇发紫，手肿、眼睑水肿，喜忘，怕热多汗，面部蝴蝶斑，烦躁恶心，易与亲人发怒，便溏、小便黄，舌胖大，脉沉。

[外院检查诊断] 腔隙性脑梗死、颅内颈动脉瘤。

[中医诊断] 头痛。

[处方] 五苓散合桂枝茯苓丸加吴茱萸、川芎。

茯苓 20g，白术 20g，泽泻 30g，猪苓 20g，桂枝 15g，桃仁 15g，赤芍 15g，牡丹皮 15g，制吴茱萸 15g，川芎 24g。3 剂，每日 1 剂。

[分析] 患者头痛 8 年，西医诊断为腔隙性脑梗死、颅内颈动脉瘤。

头昏蒙、发胀对应茯苓白术证；肿和胀对应白术证；大便稀溏、小便黄对应茯苓证；舌胖大对应茯苓、白术证；口干对应泽泻证；多汗对应桂枝证。

患者伴烦躁、恶心，选用了五苓散，而未选茯苓泽泻汤。因为猪苓药证对呕、渴、烦有效。当然本案的烦，不只与猪苓有关，还与吴茱萸汤证的烦也有关系（患者易与亲人发怒）。吴茱萸汤所治的头痛基本上都伴随眼睛胀，所以加吴茱萸。

根据《伤寒论》第 237 条"……其人喜忘者，必有蓄血，所以然者，本有久瘀血，故令喜忘……"第 257 条"……合热则消谷喜饥，至六七日不大便者，有瘀血。"《金匮要略》"五劳虚极羸瘦，腹满不能饮食……内有干血，肌肤甲错，两目黯黑"，说明喜忘、饥饿后头昏乏力、记忆力差都是体内有瘀血之象。

该病较复杂，采用合方，围绕水饮来治疗。运用五苓散合桂枝茯苓丸，再合吴茱萸药证（因为患者有特别烦，眼睛胀）。

[思路提示]

1. 药证思路

茯苓证：头昏；下利；小便不利。

白术证：心下痞，胀满；肿。

泽泻证：渴。

桂枝证：汗出。

猪苓证：烦；呕而渴。

2.方证思路

《金匮要略·妇人妊娠病脉证并治》：妇人宿有癥病……所以血不止者，其癥不去故也。当下其癥，桂枝茯苓丸主之。

二诊：2023年6月26日。患者服完初诊药后，头痛消失，余症好转，原方7剂，巩固治疗。

患者复诊反馈服完药后，病情好转大半，头痛症状已无。

［**分析**］手肿、脚肿、眼胀等肿胀对应白术证，汗多对应桂枝证，选方五苓散。晨起口唇发紫、记忆力差说明有瘀血。运用五苓散合桂枝茯苓丸，一祛水，一祛瘀，且吴茱萸也有祛水之功，不矛盾。

二、眩晕

（一）苓桂术甘汤证

案例 何某某，女，66岁。初诊：2023年6月19日。

［**主诉**］头昏蒙，胸部憋闷6年，近1个月加重且伴胸痛。

［**现病史**］6年前开始，患者出现头昏蒙，胸部憋闷，曾到外院检查诊治，诊断为：高血压病，缺血性脑梗，腔隙性脑梗死，经治疗症状改善不明显。1个月前症状加重，伴动则胸痛、乏力。饭后心下痞，心下轻微压痛，不欲饮，偶尔手抖，大便溏，舌胖大，舌底瘀滞，脉沉。

［**中医诊断**］眩晕。

［**处方**］苓桂术甘汤加枳实。

茯苓40g，桂枝30g，白术20g，炙甘草20g，枳实10g。5剂，每日1剂。

二诊：2023年6月28日。患者服完初诊药后，头昏蒙、胸部憋闷、胸痛消失，予以四君子汤善后。

［**分析**］患者主诉头昏蒙乏力、胸闷、动则胸痛，偶尔手抖、食后心下痞，心下有压痛，不欲饮。

选方苓桂术甘汤，可治其头昏蒙、疲乏。食后心下痞加枳实，枳实有促进平滑肌蠕动的作用，相当于暗合枳术汤。

从另一角度看，该病有水饮，高血压也是水饮、水瘀互结，所以先用苓桂术甘汤加枳实。

［**思路提示**］

1. 药证思路

白术证：重眩。

茯苓证：头昏；便溏；手抖。

桂枝证：汗出；恶风。

2. 方证思路

《伤寒论》第67条：心下逆满，气上冲胸，起则头眩……茯苓桂枝白术甘草汤主之。

（二）苓桂术甘汤合五苓散证

案例 涂某某，女，50岁。初诊：2023年6月13日。

［**主诉**］头昏重5年。

［**现病史**］头昏重5年，偶尔心悸、耳鸣、烘热汗出，食后心下胀。便溏，舌胖大，脉沉。

［**中医诊断**］眩晕。

［**处方**］苓桂术甘汤。

茯苓40g，桂枝30g，炙甘草20g，白术20g。7剂，每日1剂。

［**分析**］患者头昏重对应茯苓白术证；食后心下胀对应白术证；大便稀溏，提示病情有下解的趋势，对应茯苓证；舌胖大脉沉是水饮表现；烘热汗出对应桂枝证。

苓桂术甘汤不单是治疗头昏、起则头眩，对烘热汗出效果也很好，还有对饮水、食后的心下胀（白术证）效果也好。药证、方证对应，因此选用苓桂术甘汤。苓桂术甘汤很多时候还作为善后剂，比如用于遗留咳嗽后治疗类似症状。

［思路提示］

1. 药证思路

桂枝证：汗出。

茯苓白术证：头昏重。

白术证：心下痞，胀满。

茯苓证：大便稀溏。

2. 方证思路

《伤寒论》第 67 条：心下逆满，气上冲胸，起则头眩……茯苓桂枝白术甘草汤主之。

二诊：2023 年 6 月 20 日。患者服完初诊药后，头昏重、心悸、耳鸣、汗出均消失，现主诉晨起口干，舌淡红苔薄白，脉沉细。

［**中医诊断**］太阳、阳明、太阴合病夹水饮。

［**处方**］五苓散。

泽泻 20g，白术 15g，茯苓 15g，猪苓 15g，桂枝 12g。7 剂，每日 1 剂。

［**分析**］患者现在早晨起来口有一点干，其他无异常。造成口干原因有很多，根据药证，渴加泽泻，选方五苓散。回访患者服完药后痊愈。

［**思路提示**］

1. 药证思路

桂枝证：汗出。

茯苓白术证：头昏重。

茯苓证：大便稀溏。

白术证：心下痞，胀满。

泽泻证：渴。

2. 方证思路

《伤寒论》第 71 条：太阳病，发汗后，大汗出，胃中干，烦躁不得眠，欲得饮水者，少少与饮之，令胃气和则愈。若脉浮，小便不利，微热消渴者，五苓散主之。

（三）苓桂术甘汤 + 真武汤证

案例 闫某某，女，44 岁。初诊：2023 年 6 月 13 日。

［主诉］头昏沉、乏力 10 年。

［现病史］10 年前开始，患者无明显诱因出现头昏沉、乏力，夏季加重，晨起至下午 5 点明显，5 点以后减轻。伴怕冷，汗多，颈肩紧绷感。皮肤干燥，不渴。白带清稀，月经量少伴瘀块。便溏，小便黄，舌暗红，苔薄白，脉沉细。

［中医诊断］眩晕。

［处方］苓桂术甘汤。

茯苓 40g，桂枝 30g，炒苍术 10g，白术 20g，炙甘草 20g。7 剂，每日 1 剂。

［分析］患者乏力、头昏沉 10 年，每到夏季加重，头昏沉、乏力感晨起至下午 5 点明显，5 点以后稍许减轻，肩颈紧绷感。

白带清稀，说明水湿较重。月经量少伴瘀块，说明有瘀血，但暂时不治。水饮症状较多，水瘀容易互结，得先解决水饮问题。又因外证明显，如颈肩紧绷感，所以先解外再治内，即先治太阳病再治少阴病。水饮重的人有瘀血较常见，一般水饮解了，瘀血随之而解。另外，桂枝是通阳的，也可以化瘀。

本病主要解除乏力和头昏，就用苓桂术甘汤。白术加量，再加苍术 10g，白带清稀的问题也可解决了。

特别讲一下：因为本案无口渴症状，所以选用苓桂剂时，没用茯苓泽泻汤、五苓散。便溏提示下解的趋势，小便黄是小便不利的一种，其实这也是下解的模式，且对应的药证是茯苓证。

［思路提示］

1. 药证思路

茯苓证：头昏；便溏。

桂枝证：汗出；心悸。

白术证：四肢沉重，身重，头重眩。

2. 方证思路

《伤寒论》第 67 条：心下逆满，气上冲胸，起则头眩……茯苓桂枝白术甘草汤主之。

二诊：2023 年 6 月 20 日，药后颈肩紧绷感消失，头昏沉减轻，汗出明显减少，白带清稀好转。仍有头昏沉，身沉重，乏力。小便黄，舌暗红，苔薄白，脉沉细。

［中医诊断］少阴病。

［处方］真武汤。

茯苓 30g，白术 20g，赤芍 30g，附片 15g（先煎 1 小时），生姜 30g。7 剂，每日 1 剂。

［思路提示］

1. 药证思路

附子证：但欲寐；体能低下。

茯苓证：便溏；小便不利。

白术证：四肢沉重，身重，头重眩。

2. 方证思路

《伤寒论》第 316 条：少阴病……小便不利，四肢沉重疼痛……真武汤主之。

三诊：2023 年 7 月 24 日，患者二诊服真武汤原方 7 剂后，头昏沉、身沉重、乏力感已无。稍有头部刺痛。舌质暗红、苔薄白，脉沉细。

［中医诊断］少阴病兼瘀血证。

［处方］真武汤加川芎。

白术 20g，白芍 20g，附片 15g（先煎 1 小时），生姜 25g，茯苓 30g，川芎 25g。7 剂，每日 1 剂。

（四）苓桂术甘汤合吴茱萸汤证

案例　黄某某，女，14 岁。初诊：2013 年 6 月 14 日。

［主诉］眩晕间断发作 3 年，加重 1 个月。

［现病史］眩晕间断发作 3 年，加重 1 个月，1 个月发作 4 次。本次吃冰糕诱发晕眩，体位改变加剧，伴恶心呕吐，手足逆冷，畏寒，平素便溏、黏便池，小便黄。舌淡苔白，脉沉紧。

［中医诊断］眩晕。

［处方］苓桂术甘汤合吴茱萸汤。

茯苓 25g，桂枝 9g，肉桂 3g，炒苍术 10g，甘草 6g，制吴茱萸 6g，太子参 10g，大枣 5g，生姜 20g。7 剂，每日 1 剂。

二诊：2023 年 6 月 24 日。患者服完初诊药后，眩晕、恶心呕吐等诸症好转，效不更方，原方 7 剂，巩固治疗。

［分析］该患者眩晕，有典型的起则头眩，恶心呕吐，对应方证是苓桂术甘汤。但发作伴手足逆冷、怕冷，食冷加重，于是合用吴茱萸汤，对于脏腑辨证就是肝胃虚寒。二方合用，加强疗效。如果患者发作时不伴手足逆冷、食冷加重、四肢痉挛、恶心呕吐，就不会合吴茱萸汤。

特别说明一下，一般不主张合方，本案因必须合用才合方。

［思路提示］

1. 药证思路

茯苓证：头昏；便溏。

桂枝证：恶寒。

白术证：头重眩。

吴茱萸证：烦躁欲死；食谷欲吐；肢冷。

2. 方证思路

《伤寒论》第67条：……心下逆满，气上冲胸，起则头眩……茯苓桂枝白术甘草汤主之。

第309条：少阴病，吐利，手足逆冷，烦躁欲死者，吴茱萸汤主之。

（五）茯苓泽泻汤

案例 于某某，女，44岁。初诊：2023年6月7日。

［主诉］头昏脑胀1个月。

［现病史］1个月前患者因患肺癌及脑梗，服用靶向药后出现头昏脑胀，恶心欲吐，食后胃胀，纳差，口渴，心悸，写字手不稳，身为振振摇。舌淡红，苔薄白，脉沉细。

［中医诊断］眩晕。

［处方］茯苓泽泻汤。

茯苓40g，白术20g，泽泻30g，桂枝30g，炙甘草20g，生姜25g。7剂，每日1剂。

二诊：2023年6月15日，药后头昏脑胀、恶心欲吐等症状消失。予以四君子汤善后。

［分析］该患者头昏脑胀，恶心欲吐，身为振振摇，对应苓桂剂。口渴对应泽泻证，心悸对应桂枝证，生姜有增加食欲的作用，茯苓泽泻汤治疗胃反"吐而渴欲饮水"者，故选用茯苓泽泻汤。

［思路提示］

1. 药证思路

茯苓证：头晕；震颤，肌肉跳动。

白术证：心下痞，胀满；肿；身重，头重眩。

泽泻证：渴。

生姜证：恶心呕吐；纳差。

2. 方证思路

《金匮要略》：胃反，吐而渴欲饮水者，茯苓泽泻汤主之。

《外台》茯苓泽泻汤：治消渴脉绝，胃反吐食之。

（六）泽泻汤证

案例　苟某某，女，36 岁。初诊：2023 年 6 月 18 日。

［主诉］眩晕，头重 2 天。

［现病史］2 天前开始，患者无明显诱因出现眩晕、头重不得卧，卧则加重。舌胖大，脉沉。自服苓桂术甘汤、五苓散无效。

［中医诊断］眩晕。

［处方］泽泻汤。

泽泻 50g，白术 20g，1 剂。

［分析］患者自觉眩晕、头重，卧则加重，站立可减，自服苓桂术甘汤、五苓散无效。根据泽泻汤的"苦冒眩，不得卧"，予以泽泻汤。患者第一次服药 1 小时后头重、眩晕好转。泽泻汤的抓手：头重眩不能卧，卧则加重。

［思路提示］

1. 药证思路

白术证：重眩。

2. 方证思路

《金匮要略》：心下有支饮，其人苦冒眩，泽泻汤主之。

二诊：2023 年 6 月 20 日，患者服完初诊药后，头重、眩晕好转。现症见身重，肌肉抽动，心烦易惊，口干舌燥，饮水少。

［处方］泽泻汤加龙牡。

泽泻 30g，白术 30g，牡蛎 30g，龙骨 30g。2 剂，每日 1 剂。

患者二诊服完药后，身重眩晕、口干舌燥等症状消失，未再复诊。

［分析］初诊用一剂泽泻汤，疗效很好。临床数例患者中观察发现，泽泻汤对于躺下或侧卧翻身时眩晕加重的患者，疗效很好。

本次重点对身重的问题予以治疗，药量泽泻是减量的，而白术是加量的（主要是用白术治疗身重的症状），患者烦躁易惊的症状，按药证加龙骨牡蛎。

临床经验：泽泻汤对于平卧或者侧卧转身眩晕加重的疗效很好，苓桂术甘汤对于起身眩晕加重的疗效很好。

（七）真武汤证

案例 陈某某，男，89岁。初诊：2023年6月23日。

［主诉］头晕、乏力5年。

［现病史］头晕、乏力5年，偶尔干哕，心下痛，饮水饮食则觉心下胀，侧翻眩晕加重，怕摔倒，夜尿多，舌淡苔白，脉沉弦。

［中医诊断］眩晕。

［处方］真武汤加泽泻。

茯苓30g，白术20g，白芍30g，附片15g，生姜25g，泽泻20g。3剂，每日1剂。

二诊：2023年7月5日，诸症好转，效不更方，原方5剂，巩固治疗。

［分析］患者89岁，主诉头晕、乏力5年，经问诊得知偶有干哕想吐、心下有点痛、饮水或者饭后有胃胀、怕摔倒、感觉站不稳。

头昏对应药证茯苓、白术；干哕想吐对应生姜证；心下痛对应芍药证；饮水后心下胀对应白术证；乏力、身沉重对应方证真武汤。

选方真武汤，而不是苓桂术甘汤，因为有心下痛的芍药证，所以活用药证选经方非常精准。

再理一下思路：真武汤有振振欲擗地、站不稳；患者饮水后心下胀，这叫心下痞，又称白术痞，非食量大的黄连痞；脉沉微、身沉重对应附子证；为什么加泽泻呢？因为患者翻身或躺下头晕加重，相当于合了一个泽泻汤在里面。一般不主张合方，但有明显的症状需要某个药证去解决，就必须合方。

这个病案再次提示，头昏目眩可以分为很多种，需要根据具体的药证进行选择。如茯苓泽泻汤、五苓散、真武汤、泽泻汤、苓桂术甘汤、当归芍药散。

有汗出、气上冲胸、起则头眩，选择含桂枝的苓桂术甘汤或者五苓散；有腹痛，选含芍药的当归芍药散或者真武汤；有手冷、腹痛（包括全腹痛），无身沉重的，用当归芍药散，当归芍药散也可以治疗眩晕，只要有茯苓、白术的方都可以治疗眩晕。

[思路提示]

1. 药证思路

白术证：心下痞，胀满；四肢重，身重，头重眩。

茯苓证：头昏；小便不利。

芍药证：腹痛。

生姜证：恶心呕吐。

2. 方证思路

《伤寒论》第 316 条：少阴病……小便不利，四肢沉重疼痛……真武汤主之。

（八）桂枝茯苓丸证

案例 刘某某，女，60 岁。初诊：2023 年 6 月 5 日。

[主诉] 喜忘善饥 3 年，头昏重 2 个月。

[现病史] 喜忘善饥 3 年，头昏重 2 个月，后项部有堵塞感时加重。饥饿则头昏眼花、身软发抖，心悸，心下偶有"鼓包"，欲闭目，眠差。舌胖大水润，舌尖有瘀点、舌底瘀滞，脉沉涩。

[中医诊断] 眩晕。

[处方] 桂枝茯苓丸加术。

桂枝 15g，茯苓 20g，桃仁 15g，赤芍 15g，牡丹皮 15g，白术 30g。7 剂，每日 1 剂。

[分析] 患者头昏头重，想闭眼，很可能用真武汤。但脉沉涩，舌尖有瘀点、舌底瘀滞，饿了易头昏眼花、发软，因此判断有瘀血。瘀血的两大特征：一是消谷善饥，另一个是记忆力差，所以抓手主要是瘀血。

根据《伤寒论》第 237 条"……其人喜忘者，必有蓄血，所以然者，本有久瘀血，故令喜忘……"；第 257 条"……合热则消谷喜饥，至六七日不大便者，有瘀血"。《金匮要略》"五劳虚极羸瘦，腹满不能饮食……内有干血，肌肤甲错，两目黯黑"，说明喜忘、饥饿后头昏乏力都是体内有瘀血。

心悸符合桂枝证，头昏、肌肉跳动、抖动对应茯苓证，所以选方桂枝茯苓丸，加大白术用量治疗"重"。

[思路提示]

1. 药证思路

茯苓证：头昏；肌肉跳动。

白术证：四肢沉重，身重，头重眩。

桂枝证：胸满，心悸，短气。

2. 方证思路

《金匮要略》：妇人宿有癥病……所以血不止者，其癥不去故也。当下其癥，桂枝茯苓丸主之。

二诊：2023年6月13日。头昏重、喜忘善饥好转，效不更方，加大茯苓量以下解。

[处方] 桂枝15g，茯苓30g，桃仁10g，赤芍15g，牡丹皮15g，白术30g。5剂，每日1剂。

[分析] 初诊服完药后疗效非常好，患者药后两三天后，头昏眼花、发软、心悸基本上都消失了，而且睡眠也变好了；以前的心下"鼓包"，类似于枳术汤"心下坚，大如盘，边如旋盘"，其实不管是水饮也好、气泡也好，药后症状都消除了，现在就剩下少许头昏重，巩固治疗，继续用这个方。

桂枝茯苓丸是活血化瘀的方剂，是针对瘀血不是很严重的情况。如果瘀血很严重，如有少腹拘急硬满，一般用抵当汤。

患者头昏对应茯苓证，头重对应是白术证，所以就在桂枝茯苓丸基础上加白术，且重用30g。

（九）五苓散证

案例　邱某某，男，55岁。初诊：2023年7月1日。

[主诉] 头昏、乏力1年。

[现病史] 头昏、乏力1年，夜间口干，烦躁，心悸，汗多，记忆力差，食欲差，眠浅，小便频数，舌胖大，舌底瘀滞，脉沉涩。

[西医诊断] 腔隙性脑梗死伴脑软化灶；脑萎缩；淋巴瘤。

[中医诊断] 眩晕。

[处方] 五苓散加桃仁。

泽泻 30g，白术 30g，茯苓 40g，猪苓 20g，桂枝 12g，桃仁 10g。3 剂，每日 1 剂。

二诊：2023 年 7 月 5 日。服药后头昏、乏力消除，口干、烦躁、纳差好转，尿频、眠差改善，效不更方，4 剂，巩固治疗。

［分析］该病例腔隙性脑梗死伴脑软化灶、脑萎缩、淋巴瘤。主诉是头昏、乏力 1 年，口干、烦躁、睡眠差、小便频数，选方五苓散。烦躁不得眠、小便不利、口干，都是五苓散证。又因为善忘，舌底瘀滞，瘀血明显，所以加桃仁。

［思路提示］

1. 药证思路

茯苓证：小便不利。

泽泻证：渴。

猪苓证：烦躁。

桂枝证：心悸；汗出。

白术证：沉重（乏力，如真武汤证的身沉重）。

2. 方证思路

《伤寒论》第 71 条：太阳病，发汗后，大汗出，胃中干，烦躁不得眠，欲得饮水者，少少与饮之，令胃气和则愈。若脉浮，小便不利，微热消渴者，五苓散主之。

三、脑梗死

续命汤证

案例 黄某某，女，68 岁。初诊：2023 年 6 月 5 日。

［主诉］左侧手指及口舌麻木 19 天。

［现病史］左侧手指及口舌麻木 19 天，左侧头顶痛，无味觉，无汗，头晕，口渴饮水多，记忆力差。裂纹舌，舌尖瘀点，脉弦数。

外院住院 13 天，检查诊断为脑梗死（右侧基底节区，小动脉闭塞型），经诊治症状改善不明显。

［既往史］高血压病。

［中医辨证］中风。

［**处方**］古今录验续命汤加减。

麻黄 12g，桂枝 15g，苦杏仁 6g，石膏 15g，党参 15g，干姜 15g，炙甘草 15g，酒当归 15g，川芎 9g。7 剂，每日 1 剂。

二诊：2023 年 6 月 13 日。药后左侧手指及口舌麻木好转，效不更方，继续调治。

［**分析**］患者因脑梗死引起口舌麻木，这与外证如风痹状的黄芪桂枝五物汤或少阴疼痛不仁的乌头桂枝汤方证药证不同。患者的舌体麻木与脑梗死相关。头痛、无汗，可视为外证，对应麻黄证；裂纹舌，可用干姜补充津液；无味觉，人参或生姜也可以，用干姜可以替代一部分生姜的健胃作用；记忆力差，善忘，舌尖瘀点、舌底瘀滞，为瘀血表现，对应当归、川芎证；口渴对应石膏证。选方古今录验续命汤。

临床验证，古今录验续命汤比时方补阳还五汤疗效好一些，主要针对缺血性脑梗死，表现为言语不利、走路跛行，口舌或肢体麻木的疗效很好。

因患者患有高血压，为避免不必要的纠纷，故麻黄用量不宜过大，减量应用。

［**思路提示**］

1. 药证思路

麻黄证：诸痛；沉重；发热，无汗。

石膏证：口渴。

当归证：手足冷；脉细。

人参证：不欲食，食后胃胀；心下硬。

干姜证：喜唾；吐涎沫。

炙甘草证：固护津液。

2. 方证思路

《金匮要略》古今录验续命汤：治中风痱，身体不能自收，口不能言，冒昧不知痛处，或拘急不得转侧。

四、失眠

（一）柴胡桂枝干姜汤证

案例1 姜某某，女，59 岁。初诊：2023 年 6 月 30 日。

［主诉］入睡困难 14 年，加重 1 个月。

［现病史］入睡困难 14 年，加重 1 个月。头汗，口渴，咽中干，心悸，短气，气喘，疲乏，饥饿后心慌、身软。胸胁叩痛，便溏，小便黄，舌胖大，舌底瘀滞，脉弦数。

［既往史］肺结节。

［中医诊断］失眠（太阳、少阳、阳明并病夹瘀血）。

［处方］柴胡桂枝干姜汤加味。

北柴胡 28g，黄芩 15g，桂枝 15g，天花粉 10g，干姜 10g，炙甘草 10g，牡蛎 30g，桃仁 10g，首乌藤 30g，灯心草 6g。3 剂，每日 1 剂。

二诊：2023 年 7 月 5 日。患者服完初诊药后，入睡困难好转，效不更方，原方 7 剂，巩固治疗。

［分析］患者入睡困难 14 年，胸胁叩痛，心悸、短气、气喘、疲乏。

胸胁叩痛对应柴胡证，咽中干对应甘草干姜汤证，明显的少阳表现，头汗对应桂枝证，选方柴胡桂枝干姜汤。

饥饿后心慌、身软，舌底瘀滞，瘀血证明显，加桃仁以治瘀血。

柴胡桂枝干姜汤治疗失眠的使用频率很高。临床中观察发现，治疗失眠应用柴胡桂枝干姜汤比柴胡加龙牡汤疗效好很多，且对于睡眠浅疗效很好。

［思路提示］

1. 药证思路

柴胡证：胸胁苦满。

桂枝证：汗出。

天花粉证：口渴。

黄芩证：心烦。

牡蛎证：惊；虚劳的烦躁。

2. 方证思路

《伤寒论》第147条：……已发汗而复下之，胸胁满微结。小便不利，渴而不呕，但头汗出……柴胡桂枝干姜汤主之。

案例2 肖某某，男，42岁。初诊：2023年7月4日。

[主诉] 入睡困难，疲乏，心烦5年。

[现病史] 入睡困难，疲乏，心烦5年，怕冷、怕热、多汗，胸痛、气短、太息，多饮，咽痛、咽痒、异物感，上腹胀硬，背痛，头昏，眼花，耳鸣，反胃，手心发热。小便黄，夜尿频，舌淡苔白。长期口服佐匹克隆、奥氮平等药物。

[西医诊断] 慢性肾衰竭二期，胆汁反流性胃炎，胃食管反流。

[中医诊断] 失眠。

[处方] 柴胡桂枝干姜汤合连苏饮加味。

北柴胡28g，黄芩15g，桂枝15g，干姜10g，炙甘草10g，天花粉10g，牡蛎30g，黄连10g，紫苏叶15g，栀子10g，生姜15g。3剂，每日1剂。

二诊：2023年7月22日。药后腹痛、背痛、怕冷、怕热、咽痛、咽干及异物感消失，效不更方，原方5剂，巩固治疗。

[分析] 该患者症状繁杂，难以找到抓手。先收集症状：患者因抑郁症，长期服用佐匹克隆、奥氮平等药物，再去检查的时候，已是肾衰竭二期。本案不能因肾功衰，而草率选用茯苓白术剂。患者胸痛，手心发热，入睡困难，心下有压痛，耳鸣，小便黄且频数；头昏重且痛，身体也沉重疲乏；怕冷又怕热，多汗又气短；上腹部胀硬感，多饮，不渴，反胃，情绪亢奋与抑郁交替；皮肤很干燥且发热，咽干、咽痛、咽痒伴异物感。

思考直接从肾衰竭二期入手，用真武汤合连苏饮加减。因为真武汤证符合心下压痛，头昏重、头痛、身沉重，而且方中有生姜，可治疗反胃、胃食管反流。但患者明确说有胸痛、气短，此时要先解决胸痛为好，不先解决胸痛，用真武汤则无效。于是选用治疗胸痛的经方，桂枝剂或者柴胡剂。

只要涉及胸闷、胸痛，又有腹痛芍药证的时候，这时可选柴胡剂，比如大柴胡汤，但此患者显然不是大柴胡汤证。他有汗出多的桂枝证，胸痛的柴胡证，怕冷的桂枝证，怕热的黄芩证。喜欢太息，按照传统的说法是肝气郁结。

患者上腹胀硬，暂时按照痞胀处理，加连苏饮进去，从而联想到黄连证，此时尚未想到白术证，严格说本案应该是白术痞。

患者入睡困难，对应黄芩证。黄连阿胶汤治疗失眠效果较好，说明黄连对睡眠也有帮助，又如时方交泰丸的黄连、肉桂，所以我就加用了黄连。

患者胸痛，结合胃食管反流，故加栀子。栀子豉汤治胸中窒。

患者咽干、咽痒、咽痛，按照少阳状态处理，应用甘草干姜汤。加生姜是治疗反胃及胃食管反流，因为生姜证有嗳腐吞酸。

前面多次强调，从本案也可看出先治胸胁，其他症状也会随之而解。

柴胡桂枝干姜汤对耳鸣也是有效果的，加龙骨更好，我验证了很多次。

［思路提示］

1. 药证思路

柴胡证：胸胁痛，胸闷。

黄芩证：心烦，脸、手足热。

桂枝证：汗出；恶寒，恶风；胸满，短气。

龙骨牡蛎证：惊，虚劳的烦躁。

黄连证：心下痞。

生姜证：呕吐，嗳腐吞酸。

栀子证：胸中窒，烦。

2. 方证思路

《伤寒论》第147条：已发汗而复下之，胸胁满微结，小便不利，渴而不呕，但头汗出……柴胡桂枝干姜汤主之。

（二）柴胡加龙骨牡蛎汤证

案例 刘某某，男，40岁。初诊：2023年6月13日。

［主诉］入睡难，易醒，多梦2年。

［现病史］入睡难，易醒，多梦2年。胸痛多汗，易惊醒，腰痛，耳鸣。舌红苔白，脉弦数。

［中医诊断］失眠（太阳、少阳、阳明并病）。

［处方］柴胡加龙骨牡蛎汤。

北柴胡20g，黄芩13g，姜半夏7g，党参5g，大枣10g，生姜12g，桂枝8g，茯神15g，大黄3g，龙骨30g，牡蛎30g，煅赭石15g。7剂，每日1剂。

二诊： 2023年6月22日，诸证好转，效不更方7剂，继续治疗。

[分析] 治疗失眠的选方很多。我们按照仲景治疗复杂疾病的先后次序：太阳病、少阳病、阳明病出现合病。如果津液有丢失，有阳明病的口渴，就选择治疗口渴的方剂；若有少阳状态的咽干则选择治疗咽干的方剂，那么其他的病有可能也随之而解了；只用一个方，这是仲景治疗三阳病里面有合病的特色。比如三阳合病，有口干舌燥的阳明病出现的时候，就直接用白虎汤，其他症状可能也迎刃而解。

并病，即三阳病中多部位发生疾病的时候，就是并病。治疗的经方是仲景已经合方的经方，如柴胡桂枝汤治疗太阳、少阳并病，或者先解决胸胁、心下部位的症状，再治疗头颈肩背的症状，多个经方分步治疗。

比如此案患者入睡困难、容易醒、多梦2年，同时伴有胸部刺痛，汗多，腰痛，耳鸣，一旦出现胸胁症状，所有的选择都以胸胁为主治疗。

本来治疗入睡难、睡眠浅的经方如黄连阿胶汤、酸枣仁汤、甘麦大枣汤等都有应用机会，更不说还有时方如归脾汤、交泰丸等。

对此案患者而言，首先胸痛就已经锁定了要用柴胡剂，同时有多汗的桂枝证，入睡难的黄芩证，烦惊的龙骨牡蛎证。基本锁定柴胡加龙骨牡蛎汤。然后再从整体方证看，柴胡加龙骨牡蛎汤的方证里有"一身尽重，不可转侧"，"一身尽重"可以理解为有外证，用桂枝是可以的，生姜也是可以的，因为生姜是可以解外的，生姜还有治呕或增加食欲的作用。另外茯苓对该病也有疗效，茯苓的药证主要是小便不利、便溏，所以柴胡加龙骨牡蛎汤的一身尽重跟茯苓是有关系的。这个患者也有腰痛，属于一身尽重、难以转侧。

耳鸣算是兼证，主证治好了，耳鸣也会有改善。另外在临床上用柴胡桂枝干姜汤的时候，意外收获就是耳鸣好了，过了半年没有服药，后来又出现了这种症状，伴入睡困难、口渴，选用柴胡桂枝干姜汤后，耳鸣再次好转，所以说明柴胡剂确实可以治疗耳鸣。通气散里面就有柴胡，所以柴胡加龙骨牡蛎汤治耳鸣，应该也有治疗作用。

睡眠浅、多梦，为什么没有用甘麦大枣汤？主要因为本案患者有胸胁的症状，这是重点。再一次提示，有胸胁的症状一定先治胸胁。

[思路提示]

1. 药证思路

柴胡证：胸胁满（胸胁痛，胸闷）。

黄芩证：入睡难。

龙骨、牡蛎证：烦（虚劳的烦躁）；惊（惊狂不安）。

桂枝证：汗出。

2. 方证思路

《伤寒论》107 条：伤寒八九日下之，胸满烦惊，小便不利，谵语，一身尽重，不可转侧者，柴胡加龙骨牡蛎汤主之。

（三）酸枣仁汤证

案例 陈某某，女，45 岁。初诊：2023 年 6 月 10 日。

[**主诉**] 入睡困难，中途易醒 13 年。

[**现病史**] 13 年前开始，患者无明显诱因出现入睡困难、易醒，每晚依赖西药安眠药方能入睡。伴口舌干燥，头昏蒙，喜忘，记忆力差，黄褐斑。月经量少色黑。便软，小便黄，脉细。

[**中医诊断**] 失眠（阳明太阴合病夹瘀血）。

[**处方**] 酸枣仁汤。

炒酸枣仁 30g，川芎 20g，知母 20g，茯苓 20g，炙甘草 10g。3 剂，每日 1 剂。

[**分析**] 口舌干燥对应知母证；头昏蒙对应茯苓；喜忘、记忆力差为瘀血证，对应川芎证。

患者失眠伴口舌干燥等，选方酸枣仁汤。

酸枣仁汤的抓手：一定要有口舌干燥，或者是有哪里痛，或记忆力差等瘀血症状。

[**思路提示**]

1. 药证思路

知母证：舌燥烦。

茯苓证：下利，便溏；小便不利。

酸枣仁证：虚烦不得眠。

2. 方证思路

《金匮要略·血痹虚劳病脉证并治》：虚劳虚烦不得眠，酸枣仁汤主之。

二诊： 2023 年 6 月 17 日。患者服完初诊药后，入睡好转，但中途仍易惊醒。原方加龙骨牡蛎 7 剂。

［**处方**］炒酸枣仁 30g，知母 20g，川芎 20g，茯苓 20g，炙甘草 10g，龙骨 30g，牡蛎 30g。7 剂，每日 1 剂。

　　［**分析**］现在患者服完药后入睡非常好，易惊醒的症状消失。以前依赖西药，现在已停服西药。

　　以此案为例，治疗失眠要有信心，只要有药证、方证对应，随症治之，就会有效。

（四）茯苓四逆汤证

　　案例　何某某，女，42 岁。初诊：2023 年 7 月 26 日。

　　［**主诉**］失眠、烦躁 8 个月。

　　［**现病史**］8 个月前开始，患者无明显诱因出现失眠、烦躁，伴神疲欲闭目，头昏，腰脊痛，膝痛，冬天四肢逆冷。空腹则心慌，喜忘，肌肤甲错，皮肤干燥。不欲食，心下硬。便溏，小便黄，舌淡苔白、舌底瘀滞，脉沉微。

　　［**西医诊断**］腰椎间盘突出，半月板损伤。

　　［**中医诊断**］失眠（少阴病夹瘀血）。

　　［**处方**］茯苓四逆汤加桃仁。

　　茯苓 40g，附片 20g，炙甘草 20g，干姜 16g，党参 10g，桃仁 10g。7 剂，每日 1 剂。

　　二诊：2023 年 8 月 3 日。患者反馈，初诊服完一剂药后，烦躁消失，服完 7 剂药后，失眠及余下诸症好转。现服药后稍有心下痞，上方加白术，巩固治疗。

　　［**处方**］茯苓四逆汤加桃仁。

　　茯苓 30g，附片 20g，炙甘草 12g，干姜 12g，党参 10g，桃仁 10g，白术 20g。7 剂，每日 1 剂。

　　［**分析**］患者主诉失眠、烦躁 8 个月，神疲乏力、总是想把眼睛闭上，睁眼费力，头昏，冬天四肢逆冷，腰脊疼痛，膝盖半月板损伤疼痛，纳差，心下硬。

　　神疲、欲闭目对应附子证；腰脊痛、半月板损伤的膝痛等骨痛也对应附子证；头昏、大便溏、小便黄茯苓证；心下硬，纳差对应人参证。

　　这里的烦躁不是黄芩证，因为脉沉微。综合看，症状属于少阴证，与干姜附子汤的昼日烦躁不能眠、夜而安静的烦躁是相对应的。

　　干姜附子汤证患者，通常表现为白天有体能烦躁，晚上根本没有体能烦躁了。白天是借助于大自然的能量而烦躁，夜晚没有这些能量就烦躁不起来了，就只有安安静静的状态，其实这时人更受不了。

茯苓四逆汤证患者，不分白天晚上都觉烦躁，患者的体能要强于干姜附子汤。

综上，选方茯苓四逆汤。饥则心慌，记忆力差，肌肤甲错，皮肤干燥等为瘀血证，加桃仁的药证祛瘀血。

[思路提示]

1. 药证思路

附子证：但欲寐；少阴体能低下；四肢微急、难以屈伸，剧烈疼痛。

人参证：心下硬；不欲食。

茯苓证：头昏；下利，便溏；小便不利。

2. 方证思路

《伤寒论》第69条：发汗，若下之，病仍不解，烦躁者，茯苓四逆汤主之。

（五）桂枝茯苓丸证

案例 马某某，男，35岁。初诊：2023年6月14日。

[主诉]入睡困难6个月。

[现病史]6个月前，患者在感染新型冠状病毒后出现入睡困难、夜半易醒、早醒。伴头昏蒙，有汗，喜忘，易饥，饥饿后头昏乏力，手抖。左下腹压痛，便溏，小便黄。舌胖大，齿痕，舌底瘀滞，脉沉。

他医曾予以黄连阿胶汤、酸枣仁汤、归脾丸无效，服用乌梅丸后夜半易醒消失，现仍有入睡困难。

[中医诊断]失眠（太阳太阴合病夹瘀血）。

[处方]桂枝茯苓丸。

桂枝12g，茯苓30g，茯神20g，赤芍15g，牡丹皮15g，桃仁15g。3剂，每日1剂。

二诊：2023年6月24日。患者初诊服药后，入睡困难、早醒等诸症好转，效不更方，原方7剂，巩固治疗。

[分析]患者主诉6个月前感染新型冠状病毒后出现失眠、夜易醒、早醒。

问诊得知头昏重，有汗，喜忘，易饥，饥饿后乏力、手抖。大便稀溏、小便黄。触诊没有胸胁叩痛，无烦躁、口干舌燥。

服用黄连阿胶汤、酸枣仁汤、归脾丸无效，但服用乌梅丸治好了夜间定时醒的问题。

根据《伤寒论》第237条"……其人喜忘者，必有蓄血。所以然者，本有久瘀血，故令喜忘……"第257条"……合热则消谷喜饥，至六七日不大便者，有瘀血"。《金匮要略》"五劳虚极羸瘦，腹满不能饮食……内有干血，肌肤甲错，两目黯黑"说明喜忘、饥饿后头昏乏力都是体内有瘀血。

本病无柴胡剂指征；腹部有点压痛，对应芍药证；汗出对应桂枝证；头蒙（视为头昏），小便不利，便溏，对应茯苓证；饥饿之后疲乏，说明有瘀血，药证对应桃仁。于是选方桂枝茯苓丸。茯神相对于茯苓，安神作用较好，所以选用茯神。

[思路提示]

1. 药证思路

桂枝证：汗出。

茯苓证：头昏；小便不利；肌肉跳动。

芍药证：腹痛。

2. 方证思路

《金匮要略》：妇人宿有癥病……所以血不止者，其癥不去故也。当下其癥，桂枝茯苓丸主之。

五、神经官能症

桂枝加桂汤证

案例 张某某，男，41岁。初诊：2023年8月10日。

[主诉] 自觉气上冲胸10天。

[现病史] 10天前开始，患者自觉从腹股沟气上冲胸10天，冲至心下则悸动，心慌不安。舌淡苔白，脉浮缓。某医院诊断为神经官能症。

[中医诊断] 奔豚。

[处方] 桂枝加桂汤。

桂枝40g，赤芍12g，白芍12g，大枣15g，炙甘草15g，生姜25g。

二诊：2023年8月15日。患者前诊服完药后，气上冲胸及心下悸动等好转，效不更方，原方5剂，巩固治疗。

［分析］该患者近 10 天自觉从腹股沟有一股气往胸部上冲，冲到心下时就发生心下悸动、心慌不安，到某医院检查诊断为神经官能症，未用药，本症即中医称的奔豚证。

气上冲对应桂枝证，加之脉浮缓，方证对应桂枝加桂汤。

［思路提示］

1. 药证思路

桂枝证：汗出；气上冲；心悸。

2. 方证思路

《伤寒论》第 117 条：必发奔豚。气从少腹上冲心者，灸其核上各一壮，与桂枝加桂汤，更加桂二两也。

《金匮要略》：必发奔豚，气从少腹上至心，灸其核上各一壮，与桂枝加桂汤主之。

六、双相情感障碍

（一）柴胡加龙骨牡蛎汤 + 甘麦大枣汤证

案例　吴某某，男，13 岁。初诊：2023 年 7 月 29 日。

［主诉］烦躁与抑郁交替发作 3 个月。

［现病史］患儿 3 个月前开始，无明显诱因出现烦躁抑郁交替发作，伴易惊、多梦，汗出，心慌，腹痛，喜悲，呵欠，胸胁部有叩痛，大便硬，小便黄，舌红苔薄黄，舌底瘀滞，脉弦滑。到外院诊治，诊断为双相情感障碍，予以口服西药，具体药物不详，症状改善不明显。

［诊断］双相情感障碍（太阳、少阳、阳明、太阴并病）。

［处方］柴胡加龙骨牡蛎汤加甘麦大枣汤。

北柴胡 20g，黄芩 8g，姜半夏 7g，党参 8g，炙甘草 12g，大枣 15g，生姜 8g，龙骨 15g，牡蛎 15g，桂枝 8g，茯苓 20g，熟大黄 9g，大黄 3g，淮小麦 30g。7 剂，每日 1 剂。

二诊：2023 年 8 月 3 日，患者服完初诊药后，烦躁、抑郁、易惊、汗出、心慌等诸症好转，效不更方，原方 7 剂（熟大黄减量为 3g），巩固治疗。

［处方］柴胡加龙骨牡蛎汤合甘麦大枣汤。

北柴胡 20g，黄芩 8g，姜半夏 7g，党参 8g，炙甘草 12g，大枣 15g，生姜 8g，龙骨 15g，牡蛎 15g，桂枝 8g，茯苓 20g，熟大黄 3g，大黄 3g，淮小麦 30g。7 剂，每日 1 剂。

［分析］该患儿患双相情感障碍，烦躁与抑郁相交替 3 个月。甚至曾经两次服药自杀，喜悲厌世情绪明显。

烦躁对应黄芩证；易惊、多梦对应龙骨牡蛎证；汗出、心慌对应桂枝证；小便黄对应茯苓证；胸胁叩痛对应柴胡证；腹痛、大便硬在这里对应大黄证，如桂枝加芍药汤治腹满时痛，大实痛对应桂枝加大黄汤，大黄是可以治疗腹痛的。

总体方证符合胸满烦惊，所以选方柴胡加龙骨牡蛎汤。另外，呵欠对应甘麦大枣汤的方证，所以两方合用。

［思路提示］

1. 药证思路

柴胡证：胸胁满（胸胁痛，胸闷）。

黄芩证：心烦。

龙骨牡蛎证：虚劳的烦躁；惊。

大黄证：腹满痛。

桂枝证：汗出；心悸。

茯苓证：小便不利；心悸。

2. 方证思路

《伤寒论》107 条：伤寒八九日下之，胸满烦惊，小便不利，谵语，一身尽重，不可转侧者，柴胡加龙骨牡蛎汤主之。

《金匮要略》：妇人脏躁，喜悲伤欲哭，象如神灵所作，数欠伸，甘麦大枣汤主之。

（二）吴茱萸汤 + 甘麦大枣汤证

案例 唐某某，女，28 岁。初诊：2023 年 7 月 1 日。

［主诉］狂躁、抑郁交替发作 8 年。

［现病史］8 年前开始，患者不明诱因出现狂躁、抑郁交替发作，时烦躁，时喜悲，入睡困难，偶尔头痛。面部长痤疮，冬天四肢逆冷。便溏，舌体水润、舌红，苔薄黄，舌底瘀滞，脉沉弱。

［西医诊断］双相情感障碍，多囊卵巢综合征。

［**中医诊断**］双相情感障碍（厥阴病夹瘀血）。

［**处方**］吴茱萸汤合甘麦大枣汤加大黄、水蛭。

制吴茱萸10g，党参10g，生姜25g，大枣20g，炙甘草20g，淮小麦40g，烫水蛭6g，熟大黄12g。3剂，每日1剂。

［**分析**］该患者进入诊室即充满敌视带着压迫的气场，时烦躁易怒，时悲伤欲哭。面色带青，面部痤疮。入睡困难，四肢冰冷。患者外院检查诊断：双相情感障碍，多囊卵巢。

烦躁欲死、四肢厥冷、时而头痛是典型的厥阴病，吴茱萸汤证；面青、痤疮、舌底瘀滞是寒瘀互结的表现，加活血化瘀药水蛭、酒大黄；时而悲伤欲哭，有脏躁，合方甘麦大枣汤。

［**思路提示**］

1. 药证思路

吴茱萸证：烦躁欲死；久寒的肢冷。

大枣证：失眠（量大）。

大黄证：谵语。

水蛭证：瘀血。

2. 方证思路

（1）吴茱萸汤

《伤寒论》第309条：少阴病，吐利，手足逆冷，烦躁欲死者，吴茱萸汤主之。

第378条：干呕，吐涎沫，头痛者，吴茱萸汤主之。

（2）甘麦大枣汤

《金匮要略》：妇人脏躁，喜悲伤欲哭，象如神灵所作，数欠伸，甘麦大枣汤主之。

（3）抵当汤

《伤寒论》第257条：病人无表里证……合热则消谷喜饥……有瘀血，宜抵当汤。

二诊：2023年7月5日。患者初诊患者服完药后，狂躁、抑郁、面色、失眠、舌底瘀滞等均好转，效不更方，原方3剂。

［**分析**］此案疗效十分显著，患者只服了三四天的药，因为病情大为好转想出去旅游，提前来复诊。现在完全像换了一个人，面色明显变好，不像原来青黄

带黑，而且面部痤疮也明显减轻，睡眠与心情都很好，还主动与人聊天了。

此案患者，因为久寒，处方用吴茱萸汤作基础方，需要治疗一段时间。

从此案可以看出，治疗精神类疾病，不要老想着用柴胡剂疏肝解郁，临床效果不佳，此例吴茱萸汤合抵当汤（去桃仁），疗效显著。

七、帕金森综合征

柴胡加龙骨牡蛎汤证

案例 陈某某，女，72岁。初诊：2023年5月24日。

[**主诉**] 手抖伴跛行6个月。

[**现病史**] 6个月前开始，患者不明诱因出现手抖，跛行，伴心烦，胸闷，易惊，腰痛，不欲饮，纳差，流涎。大便干结，小便黄。舌红，苔白水润，脉弦数。外院检查诊断为帕金森综合征。

[**诊断**] 帕金森综合征（少阳阳明并病）。

[**处方**] 柴胡加龙骨牡蛎汤加减。

北柴胡20g，黄芩8g，姜半夏7g，党参8g，大枣10g，干姜10g，龙骨30g，牡蛎30g，桂枝8g，茯苓15g，大黄5g。7剂，每日1剂。

二诊：2023年6月2日。诸证好转，效不更方，原方7剂，巩固治疗。

[**分析**] 该患者手抖非常明显，走路有点跛行，流口水。心烦对应有黄芩证；胸闷对应柴胡证、桂枝证；腰痛在这里是桂枝证，可视为外症；手抖对应茯苓证；纳差、食欲不好对应人参证；流涎对应干姜证（因此用柴胡加龙骨牡蛎汤时没有用生姜而是用的干姜）；大便干结对应大黄证；小便黄视为小便不利，对应茯苓证或大黄证；容易受惊吓或者紧张时易手抖，这就叫易惊，对应龙骨牡蛎证。通过药证推断出的方证是柴胡加龙骨牡蛎汤，该方证里有胸满烦惊、难以转侧，所以方证、药证相应。

[**思路提示**]

1. 药证思路

柴胡证：胸胁痛，胸闷。

黄芩证：心烦。

半夏证：不欲饮。

人参证：不欲食。

桂枝证：胸满；身痛。

茯苓证：小便不利；震颤，肌肉跳动。

干姜证：喜唾；吐涎沫。

大黄证：排便困难；小便不利。

龙骨牡蛎证：惊；烦躁。

2.方证思路

《伤寒论》107 条：伤寒八九日下之，胸满烦惊，小便不利，谵语，一身尽重，不可转侧者，柴胡加龙骨牡蛎汤主之。

八、共济失调

真武汤证

案例 袁某某，女，50 岁。初诊：2023 年 6 月 21 日。

［主诉］行走不稳，吐字不清 2 年。

［现病史］2 年前开始，患者不明诱因出现走行走不稳、吐字不清，伴反应迟钝、大小便急，遇冷加剧，天热减轻，畏寒、恶风，汗多，头昏痛，耳鸣，短气，肢冷，不欲饮，疲乏欲寐。白带黄多。大便干、1 日 1 次，小便黄少。舌淡红，苔白润。

［既往史］体位性低血压。

［诊断］共济失调（少阴病夹水饮）。

［处方］真武汤。

茯苓 30g，白术 20g，赤芍 30g，附片 20g，生姜 30g。7 剂，每日 1 剂。

二诊：2023 年 6 月 28 日。患者服完初诊药后，行走不稳、吐字不清等诸症好转，效不更方，原方 7 剂，巩固治疗。

［分析］患者走路不稳，对应整体方证振振欲擗地的真武汤。有体位性的低血压，大小便急不可待，遇冷加剧，畏寒恶风、疲乏欲寐，整体有体能低下的附子证；头昏、白带黄多、小便黄对应茯苓证；头痛可以用生姜，因为少阴证可以有外证头痛；大便干可用芍药（生白芍有"小大黄"之称）。舌体淡红，苔白润，说明水饮明显。

1. 药证思路

附子证：但欲寐；少阴体能低下。

茯苓证：头昏；小便不利。

2. 方证思路

《伤寒论》第316条：少阴病……小便不利，四肢沉重疼痛……真武汤主之。

第八节　骨科疾病

一、颈椎病

（一）黄芪桂枝五物汤证

案例　蒋某，女，56岁。初诊：2023年6月14日。

[**主诉**] 夜间手麻木1个月。

[**现病史**] 患者夜间手麻木，白天正常，项强，有汗，偶尔恶心，舌淡苔白，脉弱。曾在医院检查诊断为颈椎病。

[**中医诊断**] 血痹。

[**处方**] 黄芪桂枝五物汤。

黄芪30g，赤芍30g，生姜60g，桂枝30g，大枣20g。7剂，日1剂，1日2服，每次150ml，饭后服。

二诊：2023年6月22日。患者汗出、恶心症状消失，手麻木已经缓解，但仍感觉握力差，麻木感明显，效不更方，7剂，巩固治疗。

后续患者又服用本方10剂，手麻木的症状基本缓解。

[**分析**] 该患者有颈椎病，现在主诉是夜间手麻木，白天正常，没有明显的寒热，属于血痹症。症状有汗，恶心比较明显，脉弱，无明显疼痛，所以就不用乌头桂枝汤，而是用黄芪桂枝五物汤。同时，因为黄芪桂枝五物汤中的生姜用量比较大，容易发汗，而黄芪有止汗的作用。患者症状符合血痹证的黄芪桂枝五物

汤的整体方证。颈椎间盘突出、项强，未用桂枝加葛根汤，首先重点解决主诉，此问题后面再治。

[思路提示]

1. 药证思路

桂枝证：汗出。

黄芪证：①血痹的麻木；②多汗。

芍药证：肌肉挛急。

生姜证：恶心。

2. 方证思路

《金匮要略》："血痹阴阳俱微，寸口关上微，尺中小紧，外症身体不仁，如风痹状，黄芪桂枝五物汤主之。"方证对应，所以选择黄芪桂枝五物汤。

（二）葛根汤证

案例 周某，女，66岁。初诊：2023年6月17日。

[主诉]项强、头痛1个月。

[现病史]项强头痛，汗少，主要是手心出汗，舌红苔白，脉浮紧。

[西医诊断]颈椎病。

[中医诊断]头痛。

[处方]葛根汤。

炙甘草10g，赤芍10g，生姜15g，葛根50g，桂枝10g，麻黄15g，大枣10g。7剂，日1剂。

二诊：2023年6月25日。服用上药后，项强缓解但仍有一些不舒服，头痛消失，效不更方，7剂，巩固治疗。后期反馈，项强痊愈。

[分析]患者主诉头痛、项强，手心有汗，其他地方无汗。选方是用桂枝加葛根汤还是用葛根汤？一般来讲，只要汗不是很多，一定要用葛根汤，麻黄少量即可，一般不用桂枝加葛根汤，为什么呢？因为生姜、大枣、甘草把津液补上去了，葛根升提津液，此时若不用点麻黄打开毛孔，则毛孔闭锁，头痛、项强会加重，所以这里强调，只要有一点点汗或汗不多，一定用葛根汤，不要用桂枝加葛根汤。

[思路提示]

1. 药证思路

葛根证：颈强。

麻黄证：无汗或汗少、头痛。

桂枝证：头痛。

2. 方证思路

《伤寒论》第31条："太阳病，项背强几几，无汗恶风，葛根汤主之。"

《金匮要略》："太阳病，无汗而小便反少，气上冲胸，口噤不得语，欲作刚痉，葛根汤主之"。

二、腰椎间盘突出症

（一）八味肾气丸证

案例 刘某，女，56岁。初诊：2023年6月6日。

[主诉]腰痛、骶骨痛15天。

[现病史]腰痛、骶骨痛，小腹按压紧张感，伴口渴，小便黄，疲倦，欲闭目，舌红苔面干燥，脉沉弱。医院检查曾诊断为：腰椎间盘突出症。

[中医诊断]虚劳。

[处方]八味肾气丸加减。

生地黄30g，泽泻15g，山药20g，制川乌6g，附片6g，茯苓15g，牡丹皮15g，肉桂6g，酒萸肉15g。7剂，日1剂。

二诊：2023年6月14日。疼痛缓解，口渴、小便黄消失，精神比之前好些，效不更方，7剂，继续调理。后期患者又服用了7剂药，腰痛基本痊愈。

[分析]腰椎间盘突出症一般用术附汤较多，该病案腰痛用肾气丸，因为伴有疲倦、口渴、欲闭目等虚劳症状。肾气丸的抓手就是有少阴证的表现，如口渴、少腹拘急、欲闭目。川乌只加了6g加强止痛作用。腰痛骶骨痛、疲倦、欲闭目对应附子证；口渴对应泽泻证。茯苓可以治疗小便黄。

[思路提示]

1. 药证思路

泽泻证：口渴。

茯苓证：小便黄，小便不利。

附子证：疼痛；但欲寐，体能低下。

2. 方证思路

《金匮要略》："虚劳腰痛，少腹拘急，小便不利者，八味肾气丸主之。"本病例中患有腰痛、少腹拘急、欲闭目、小便黄的表现，结合药证，选方即为八味肾气丸。

（二）甘草附子汤证

案例 岳某，男，33岁。初诊：2023年7月21日。

[**主诉**] 腰背痛2年，加重3天。

[**现病史**] 腰背痛，酸胀，晨起活动不利，汗出，偶尔心悸，易饥，便溏，小便黄，舌体胖大，舌底瘀滞，脉沉。医院检查诊断为腰椎间盘突出症。

[**中医诊断**] 腰痛。

[**处方**] 甘草附子汤合活络效灵丹。

丹参20g，炙甘草20g，麸炒苍术20g，附片20g，桂枝30g，制乳香9g，炒没药9g。3剂，每日1剂。

二诊：2023年7月24日。3剂药后，患者汗出、心悸消失，腰背酸胀感减轻，仍然疼痛，效不更方，7剂，巩固治疗。

三诊：2023年8月2日。7剂药后，患者腰背酸胀疼痛大为减轻，只有特殊体位有些疼痛，继续服用5剂，腰痛痊愈。

[**分析**] 该患者是腰椎间盘突出症，主诉是腰背痛2年，加重3天，酸胀感甚重，汗出明显，偶有心悸，晨起的时候整体活动不利，特别是腰部。腰痛活动不利对应附子证；酸胀对应白术证；汗出、心悸对应桂枝证。结合舌体瘀滞我们判断有瘀血，合用活络效灵丹。

我们学药证的目的是选方，患者腰背疼痛、活动不利对应附子证，酸胀对应白术证，汗出、心悸对应桂枝证，所以甘草附子汤已经呼之欲出。患者便溏，我们没有用茯苓，但是我们用苍术代替甘草附子汤中的白术，取苍术治疗便溏之功，又兼有白术的药证——胀。

[**思路提示**]

1. 药证思路

附子证：四肢微急、难以屈伸、剧烈疼痛。

桂枝证：汗出，心悸。

白术证：肿，胀。

2. 方证思路

根据《伤寒论》第 175 条："风湿相搏，骨节疼烦，掣痛不得屈伸，近之则痛剧，汗出短气，小便不利，恶风不欲去衣，或身微肿者，甘草附子汤主之。"药证、方证对应，所以选甘草附子汤。

三、膝关节炎

（一）甘草附子汤证

案例 王某，女，48 岁。初诊：2023 年 6 月 13 日。

[**主诉**] 膝关节疼痛 2 个月。

[**现病史**] 膝关节疼痛，屈伸不利，喜忘，饥饿时头昏、眼花、手抖，汗多，面色青黑，便溏，舌红苔薄白、舌底瘀滞，脉沉涩。实验室检查：膝关节半月板损伤，伴囊肿、关节腔积液。医院诊断为膝关节炎。

[**中医诊断**] 膝关节疼痛。

[**处方**] 甘草附子汤合活络效灵丹。

丹参 20g，炙甘草 10g，麸炒苍术 10g，白术 10g，附片 20g，桂枝 30g，制乳香 9g，炒没药 9g。7 剂，每日 1 剂。

二诊：2023 年 6 月 20 日。疼痛有所缓解，仍然屈伸不利，汗多消失，大便成型，效不更方。7 剂，巩固治疗。

后续患者连续服用 14 剂上方，膝关节疼痛基本痊愈。

[**分析**] 该患者半月板损伤，伴囊肿、关节腔积液，膝关节疼痛 2 个月，经西医、中医理疗治疗效果欠佳，关节一直屈伸不利，通过望诊看到患者面色欠红润，有点青黑的感觉，舌底瘀紫，问诊有饥饿后头晕、眼花、手抖，判断身体有瘀血。另外，汗多、脉沉说明水饮较多，所以选方甘草附子汤，该方不单是治疗痛风，对治疗骨关节类疾病效果也好，因为汗多对应桂枝证，附子对应疼痛屈伸不利，白术去水饮以治疗肿胀。

值得说明的是，对这些骨关节或者半月板损伤的，它不仅仅可以用甘草附子汤治疗，还有很多其他选择，桂枝附子汤、桂枝附子汤去桂加白术汤、乌头汤都可以，但是本患者结合药证，用甘草附子汤最好。

[思路提示]

1. 药证思路

附子证：关节疼痛、屈伸不利。

桂枝证：汗出。

白术证：肿，胀。

2. 方证思路

根据《伤寒论》第175条："风湿相搏，骨节疼烦，掣痛不得屈伸，近之则痛剧，汗出短气，小便不利，恶风不欲去衣，或身微肿者，甘草附子汤主之。"方证对应，结合药证，所以确定选方甘草附子汤。舌底瘀紫、饥饿后头晕眼花对应瘀血证，合用时方活络效灵丹，用于活血祛瘀、通络止痛。

（二）术附汤证

案例 苟某，女，36岁。初诊：2023年7月1日。

[主诉] 膝关节疼痛10天。

[现病史] 下肢酸胀沉重，严重影响走路，小便少，关节微肿，大便初硬后溏，舌体胖大，脉沉微。

[西医诊断] 膝关节炎。

[中医诊断] 膝关节疼痛。

[处方] 术附汤。

炙甘草10g，白术30g，附片20g，生姜15g，大枣10g。5剂，每日1剂。

二诊：2023年7月3日。患者自述，服用一剂药，膝关节酸痛减轻30%，说明方证对应，但无论是风湿还是骨关节病，一般都需要长期治疗。原方继续服用14剂。

后续患者反馈走路轻便。

[分析] 膝关节炎、关节水肿等，一般常会用术附汤类的方子。患者膝关节疼痛，无法走路，脉沉微对应附子证；酸胀发重，微肿，对应白术证；没有汗出、心悸等症状，排除桂枝附子汤和甘草附子汤证。

[思路提示]

1. 药证思路

附子证：关节痛，不能转侧。

白术证：胀，肿。

2. 方证思路

根据《伤寒论》第174条"伤寒八九日，风湿相搏，身体疼烦，不能自转侧，不呕不渴，脉浮虚而涩者，桂枝附子汤主之。若其人大便硬，小便自利者，去桂加白术汤主之"。方证对应，结合药证，所以确定选方术附汤。

第九节　妇科疾病

一、月经量少

当归芍药散证

案例　郑某，女，30岁。初诊：2023年7月3日。

[主诉] 求子嗣，月经量少。

[现病史] 月经量少，肢冷，小便黄，偶尔头胀痛，便溏，舌体水润，脉沉弱。

[中医诊断] 月经量少。

[处方] 当归芍药散加干姜。

酒当归15g，泽泻15g，白术15g，赤芍15g，川芎12g，干姜10g，茯苓20g。7剂，每日1剂。

二诊：2023年7月12日。肢冷、小便黄、大便溏、头胀痛症状基本消失，效不更方，继续服用原方7剂，巩固治疗。

患者服药到第二次月经时，月经量有所增加。后建议患者每个月间断服用上方7～14剂，直到月经量正常。

[分析] 该患者备第三胎，月经量少，肢冷、小便黄、偶尔有头胀痛、大便稀溏、舌体水润，脉沉弱。备孕主要以调理好体质为主。月经量少，脉弱，提示血虚，当归可以养血，还可以治疗肢冷。舌体水润、小便黄说明有饮，对应茯苓证。偶尔有头胀痛，川芎可以治疗头痛，白术可以消除肿胀感。因为月经量比较少，所以加干姜补充局部津液。

［思路提示］

1. 药证思路

当归证：手足冷。

茯苓证：小便不利；便溏。

白术证：胀。

2. 方证思路

《金匮要略》：妇人腹中诸疾痛，当归芍药散主之。

二、崩漏

当归芍药散证

案例 邓某，女，16岁。初诊：2023年7月18日。

［主诉］月经不规则4年，淋漓不尽量少、色黑。

［现病史］月经淋漓不尽，量少色黑。头昏蒙，面部痤疮易出油，口渴，偶尔腹痛腹冷，便溏，小便黄，舌底瘀滞，脉沉。

［中医诊断］经漏。

［处方］当归芍药汤原方。

当归15g，泽泻20g，白术15g，赤芍15g，白芍15g，川芎20g，茯苓15g，3剂，每日1剂。

二诊：2023年7月22日。药后月经干净，诸症好转，面部油脂分泌仍多，效不更方，7剂，巩固治疗。

［分析］患者月经不规则4年，淋漓不尽且量少色深，目前正处于经期，初诊服用中药后3天，月经干净，诸症好转，说明药证相符。患者头昏蒙、面油、便溏、小便黄，脉沉，一派水饮痰湿之象，对应茯苓证；水饮兼有口渴，对应泽泻证。月经量少，偶尔腹痛腹冷，当归、白芍补血养血，还能治疗腹痛。舌底瘀滞、痤疮是瘀血的表现，川芎、当归可以活血养血。患者既有水饮之象又有血瘀，对应血水不利的当归芍药散方证。

［思路提示］

1. 药证思路

当归证和芍药证：腹痛。

茯苓证：头昏蒙、便溏、小便不利。

泽泻证：口渴。

2. 方证思路

《金匮要略》：妇人腹中诸疾痛，当归芍药散主之。

三、痛经

（一）黄芩汤证

案例 彭某，女，33 岁。初诊：2023 年 4 月 11 日。

[**主诉**]痛经、伴腹泻 10 年，加重 3 个月。

[**现病史**]经期 1～2 天腹泻、呕吐、胃痉挛、腹痛，逢夏天则闷热加重、冬天稍减、春秋较轻，鼻干，烦躁，不欲食，渴喜热饮，手足热，疼痛时汗出，舌红苔白，舌底瘀滞，脉沉弦。西医诊断子宫腺肌病。

[**中医诊断**]痛经。

[**处方**]黄芩汤加减。

当归 18g，炙甘草 30g，黄芩 20g，白芍 30g，醋延胡索 10g，大枣 20g。14 剂，每日 1 剂。

二诊：2023 年 7 月 11 日。药后诸症好转，现经期腹微痛，手足心热，处方剂量调整，巩固治疗。

[**处方**]酒当归 18g，甘草 30g，黄芩 15g，赤芍 10g，白芍 20g，醋延胡索 15g，大枣 20g，7 剂。

[**分析**]该患者西医诊断为子宫腺肌病，痛经明显，经前一两天腹痛、腹泻、呕吐，胃痉挛性的疼痛，腹痛必须要打止痛针。患者的痛经在夏天闷热时加重，冬天稍减，春秋季节不显，还有个特征是鼻干、烦躁，手足热，呈现一派热象，属于三阳证，所以排除了吴茱萸生姜汤、附子汤一类的治疗阴证的方剂，选择针对腹痛又腹泻且鼻干的经方就是黄芩汤。黄芩有鼻干、烦躁的药证，白芍可以治疗痉挛性胃痛。经方在药证对应的情况下，效果是非常显著的。本患者是持续 10 年的痛经患者，初诊服用 14 剂药后，效果非常好，后面 2 个月没有服用药物，痛经就已经基本缓解。本次复诊是因为天气热了，患者自己想再巩固一下。

患者还有呕吐、不欲食的半夏生姜症状，但因为患者当前的三阳证比较明显，就没有用生姜、半夏类止吐药，并且也起到了效果，二诊没有生姜半夏证，且诸症好转，主诉还有点痛经，手足心热，继用黄芩汤。患者舌底瘀滞，且腹痛较重，加当归，取其活血止痛的作用，既可以消除瘀滞，也可以增加治疗腹痛的效果。

所以大家在碰到腺肌症痛经的时候，不能仅仅想到宫寒、血瘀，也有黄芩汤证的存在。

[思路提示]

1. 药证思路

黄芩证：烦躁、鼻干、手足心热。

芍药证：腹痛。

当归：腹痛。

2. 方证思路

根据《伤寒论》第172条："太阳与少阳合病，自下利者，与黄芩汤；若呕者，黄芩加半夏生姜汤主之。"

（二）当归四逆加吴茱萸生姜汤证

案例 陈某，女，41岁。初诊：2023年7月27日。

[主诉] 痛经4年，近几个月加重。

[现病史] 正值经期，痛经，伴有腹冷、腰腿冷，四肢逆冷，怕风畏寒，遇冷喷嚏眼泪增加，烦躁，偶尔头痛，舌淡苔白，舌底瘀滞，脉沉细。

[诊断] 痛经。

[处方] 当归四逆加吴茱萸生姜汤。

酒当归12g，炙甘草8g，白芍12g，生姜25g，木通8g，桂枝12g，细辛10g，大枣10g，制吴茱萸12g。3剂，每日1剂。

二诊：2023年8月8日。痛经明显改善，肢冷缓解，怕风畏寒减轻。效不更方，7剂，巩固治疗。

[分析] 该患者痛经4年，在空调屋四肢逆冷明显，腹部、腰腿冰冷，一派阴寒之象。怕风畏寒、偶有头痛，有外寒症状，符合桂枝生姜证解表散寒。当归、细辛、桂枝都可以治疗肢冷。遇冷喷嚏眼泪增加，属于外寒里饮的表现，符合细辛解表逐饮的药证。这里的烦躁不是热证，属于久寒导致的烦躁，外加偶有头痛，符合吴茱萸的药证。舌质淡、苔白是久寒的表现，而且舌底瘀滞，就是我

们常说的寒瘀互结，瘀血是跟久寒有关联的。当归不仅可以治疗腹痛，还可以去除瘀血，吴茱萸治疗久寒，二药合用，既祛瘀又驱久寒。腰冷本身可以使用肾着汤，但患者主诉是痛经，首诊重点针对痛经用方。

整个症状符合当归四逆加吴茱萸生姜汤的久寒痛经方证。患者服药后 3 天，痛经即明显缓解，痛经属于临床多发病、难治病，药证对应，效如桴鼓。痛经的患者与人们的生活习惯如喜食生冷等密切相关，多见于宫寒类型，也有少量腹痛、腹泻、呕吐、烦热型。

痛经只要有腹冷、四肢逆冷、肢冷、头痛、烦躁等，都可以用当归四逆加吴茱萸生姜汤，基本上都有显著的效果，一般于经前吃到月经来潮。本方短期可以改善体质，建议吃三个周期是最好的，一个周期服用七天的药。

[思路提示]

1. 药证思路

当归证：肢冷、腹痛。

细辛证：肢冷、水饮。

吴茱萸证：烦躁、久寒导致的肢冷。

桂枝证：怕风、畏寒、头痛。

白芍证：腹痛。

2. 方证思路

《伤寒论》第 351 条"手足厥寒，脉细欲绝者，当归四逆汤主之"。

第 309 条"少阴病，吐利，手足逆冷，烦躁欲死者，吴茱萸汤主之"。

第 378 条"干呕，吐涎沫，头痛者，吴茱萸汤主之"。

第 352 条"若其人内有久寒者，宜当归四逆加吴茱萸生姜汤"。

四、闭经

桂枝茯苓丸证

案例 王某，女，32 岁。初诊：2023 年 6 月 12 日。

[主诉]闭经 3 个月。

[现病史]闭经，体胖，半年增重10kg，食欲好，记性差，饥饿后发慌，汗多，小便黄，舌红苔白、舌底瘀滞，脉沉。

［诊断］闭经。

［处方］桂枝茯苓丸加水蛭。

赤芍 15g，茯苓 15g，桂枝 15g，牡丹皮 15g，桃仁 15g，酒水蛭 6g。7 剂，每日 1 剂。

二诊：2023 年 6 月 19 日。患者用药 5 天后，汗多消失，食欲正常，小便正常，并且月经也来了，月经颜色比较黑、量很少，所以效不更方再巩固一下。7 剂，巩固治疗。

［分析］患者主诉是闭经 3 个月，身体非常胖，半年内增加体重 10kg，食量很大，饥饿后发慌，小便黄，脉沉。为什么脉沉，一般是水饮较重，根据她消谷善饥、饥饿后发慌且舌底瘀滞，确定是瘀血较重，方中赤芍、丹皮、桃仁、水蛭都是活血化瘀药物；小便黄是茯苓证。

根据《伤寒论》第 237 条"其人喜忘者，必有蓄血，所以然者，本有久瘀血，故令喜忘……"第 257 条"合热则消谷喜饥，至六七日不大便者，有瘀血"。《金匮要略》"五劳虚极羸瘦，腹满不能饮食……内有干血，肌肤甲错，两目黯黑"，说明喜忘、饥饿后发慌都是体内有瘀血。对于瘀血，常用的经方是桂枝茯苓丸和下瘀血汤、抵当汤，根据本案患者症状，选择桂枝茯苓丸，加水蛭取用抵当汤之义，只是没有用大黄，效果符合预期。

［思路提示］

1. 药证思路

桂枝证：汗多。

茯苓证：小便黄。

2. 方证思路

本病例瘀血明显，根据《金匮要略》："妇人宿有癥病……所以血不止者，其癥不去故也。当下其癥，桂枝茯苓丸主之。"结合药证提示的药物，选方桂枝茯苓丸，

五、多囊卵巢综合征

抵当汤合桂枝茯苓丸证

案例 宋某，女，24 岁。初诊：2023 年 6 月 23 日。

［主诉］月经延后不规则 5 年。

［现病史］月经不规则，后期，两三个月来经一次。每次月经前满脸长满脓疱型痤疮伴脓肿，需要放血疗法治疗痤疮脓肿才会消失。怕冷恶风，明显记忆力差，饥饿后发慌，便溏，排便不尽感，小便黄，舌体胖大、舌底瘀滞，脉沉涩。

［西医诊断］多囊卵巢综合征。

［中医诊断］月经后期。

［方选］抵当汤合桂枝茯苓丸。

熟大黄 15g，赤芍 15g，茯苓 15g，桂枝 15g，牡丹皮 15g，燀桃仁 15g，烫水蛭 6g。5 剂，每日 1 剂。

二诊： 2023 年 6 月 30 日。诸症好转，效不更方，7 剂，巩固治疗。

［分析］根据《伤寒论》第 237 条 "其人喜忘者，必有蓄血。所以然者，本有久瘀血。故令喜忘……" 第 257 条 "合热则消谷喜饥。至六七日不大便者，有瘀血"。说明记忆力下降（即喜忘）、消谷善饥（饥饿后发慌）都是体内有瘀血的表现，该患者记忆力变差，饥饿后发慌，舌底瘀滞，满脸长痤疮，月经后期，都是有瘀血的征象，瘀血是月经后期不规则的重要病机之一。恶风、怕冷，对应桂枝药证；便溏、小便黄是下解的表现，对应茯苓证，能治瘀血证且含桂枝、茯苓的肯定就想到桂枝茯苓丸，桂枝茯苓丸中桃仁、丹皮、赤芍均为活血化瘀的药物，与血瘀病机高度相合。患者排便不尽，排便不爽，对应大黄证。因为血瘀比较明显，加用水蛭，桂枝茯苓丸里面本身就有桃仁，相当于多半个抵当汤。治疗本病的抓手：一是怕冷怕风的桂枝证；便溏的茯苓证，饥饿后发慌瘀血的桃仁证。

［思路提示］

1. 药证思路

桂枝证：恶风、怕冷。

大黄证：排便困难。

茯苓证：便溏、小便黄。

2. 方证思路

本病例瘀血明显，根据《金匮要略》："妇人宿有癥病……所以血不止者，其癥不去故也。当下其癥，桂枝茯苓丸主之。"

《伤寒论》第 257 条 "病人无表里证……合热则消谷喜饥……有瘀血，宜抵当汤。"

六、经行头痛

桃核承气汤证

案例 卢某，女，41 岁。初诊：2023 年 6 月 29 日。

[**主诉**] 经期头痛、失眠 8 年。

[**现病史**] 正值经期，头痛兼见烦躁，睡眠浅，月经量少、淋漓不尽 7～8 天，喜忘，肌肤甲错，汗多，左腹压痛，少腹弦紧，小便自利，喝水后需迅速去小便，类似于漏尿，舌底瘀滞，脉涩。

[**中医诊断**] 经行头痛。

[**处方**] 桃核承气汤原方。

炙甘草 15g，熟大黄 20g，桂枝 15g，燀桃仁 15g，芒硝 5g。3 剂，每日 1 剂。

二诊：2023 年 7 月 4 日。服药 3 剂后，头痛完全缓解，烦躁减轻。效不更方，7 剂，巩固治疗。

[**分析**] 该患者经行头痛 8 年，服用很多中西药都效果不明显。根据《伤寒论》第 237 条"其人喜忘者，必有蓄血。所以然者，本有久瘀血，故令喜忘……"《金匮要略》"五劳虚极羸瘦，腹满不能饮食……内有干血，肌肤甲错，两目黯黑"，说明喜忘、肌肤甲错都是瘀血的典型表现，患者恰有此症状表现。月经量少、淋漓不尽和头痛问题，瘀血也是很常见的病机，舌底瘀滞佐证了瘀血的病机存在。

患者左腹压痛、少腹弦紧的症状类似于桃核承气汤条文的"少腹急结"；情绪烦躁，类似于桃核承气汤的"其人如狂"，且经行头痛持续了 8 年，说明瘀血还是很重很明显的。汗多又恰好符合桂枝证。趁着月经还未干净，毫不犹豫地用了桃核承气汤。其中，芒硝用小量，是因为大便不干，熟大黄 20g 不致腹泻且主要取其逐瘀的作用，交代患者下次月经来潮前开始服药，一直服到月经结束。

[**思路提示**]

1. 药证思路

大黄证：谵语（烦躁）。

桂枝证：汗出。

2.方证思路

根据《伤寒论》第 106 条：太阳病不解，热结膀胱，其人如狂，血自下，下者愈。其外不解者，尚未可攻，当先解其外；外解已，但少腹急结者，乃可攻之，宜桃核承气汤。

七、乳腺结节

柴胡桂枝干姜汤证

案例 杨某，女，40 岁。初诊：2023 年 7 月 22 日。

[主诉] 胸痛 1 年，加重 1 个月。

[既往史] 1 年前，体检发现，左乳 12 点方向有实性结节，3.8mm×4.8mm，纵横比大于 1。超声下结节有血流分布，初步诊断为 4A 类乳腺结节。

[现病史] 胸痛，胁下叩痛，头汗多，口渴，小便黄，舌红苔白，脉弦数。

[处方] 柴胡桂枝干姜汤加贝母夏枯草。

炙甘草 8g，黄芩 10g，浙贝母 10g，天花粉 15g，干姜 8g，桂枝 12g，夏枯草 10g，北柴胡 24g，牡蛎 30g。5 剂，每日 1 剂

二诊：2023 年 7 月 29 日。胸痛缓解，头汗减少，口渴缓解，希望继续服药。效不更方，7 剂，巩固治疗。

后续以柴胡桂枝干姜汤加减连续服用 3 个月后，胸痛基本消失。复查超声：结节缩小，无异常血流信号，结节分级由 4A 类调整为 2 类。

[分析] 该患者一年前在医院检查出，左乳腺 3.8mm×4.8mm 的实性结节，关键是纵横比大于 1，纵横比大于 1 是乳腺癌的预测指标之一，虽然仅仅通过这一表现，并不能说明癌变，但近 1 个月胸痛加重，患者就非常紧张，害怕癌变。刻下症状有胸痛、乳房痛，胁下叩诊有疼痛感，乳腺属于肝经，症状又符合胸胁苦满的柴胡证；头汗多对应桂枝证；不呕但口渴，即渴而不呕对应天花粉证。小便不利对应柴胡桂枝干姜汤的整体方证。浙贝母和夏枯草有散结消瘰的作用，取义于消瘰丸，增强散结作用。

[思路提示]

1.药证思路

柴胡证：胸胁满（胸胁痛，胸闷）。

桂枝证：汗出。

天花粉：口渴。

牡蛎证：结节。

2. 方证思路

根据《伤寒论》第 147 条：已发汗而复下之，胸胁满微结，小便不利，渴而不呕，但头汗出……柴胡桂枝干姜汤主之。

第十节　男科疾病

一、前列腺炎

猪苓汤证

案例　赵某某，男，31 岁。初诊：2023 年 9 月 25 日。

[主诉]尿道灼热感 3 年，尿频尿急，加重 10 天。

[现病史]尿道灼热感，尿频尿急，腹股沟痛，心烦，善忘，舌红苔薄黄，舌底瘀，脉滑。医院诊断前列腺炎。

[既往史]前列腺肥大，前列腺炎。

[中医诊断]小便不利。

[处方]猪苓汤加减。

泽泻 15g，赤芍 20g，茯苓 40g，猪苓 15g，炒桃仁 15g，牡蛎 30g，滑石 15g。7 剂。

二诊：2023 年 10 月 4 日。尿道灼热感大为缓解，尿频、尿急症状也不明显了，心烦消失。效不更方，继续服用 7 剂。后反馈痊愈。

[分析]这个患者主诉是尿道灼热感 3 年，尿频、尿急，其实这些都是小便不利的表现，医院的诊断是前列腺炎，已经有 3 年，属于慢性前列腺炎。患者心烦，在茯苓剂中，可以治疗烦躁的一般就是猪苓的药证。舌底瘀滞，记忆力差即善忘都是瘀血的表现。

小便不利、尿频尿急，属于茯苓证，尿道灼热感对应滑石，滑石也有小便不利的药证，烦躁对应猪苓，因为没有尿血，故去阿胶。因其有瘀血加入桃仁、赤芍。患者有前列腺增生，用牡蛎软坚散结，利于缓解增生。

[思路提示]

1. 药证思路

茯苓证：小便不利。

滑石证：小便不利。

猪苓证：烦。

2. 方证思路

根据《伤寒论》第319条：少阴病，下利六七日，咳而呕渴，心烦不得眠者，猪苓汤主之。

第223条：若渴欲饮水，小便不利者，猪苓汤主之。

二、阳痿

天雄散+桃核承气汤证

案例　王某，男，42岁。初诊：2023年3月29日。

[主诉]性欲减退，不能勃起半年。

[现病史]性欲减退，不能勃起，无晨勃，腰痛肢冷，阴头寒，少腹压痛，心悸，面部痤疮色斑，皮肤干燥唇干，舌底瘀滞，脉沉。

[诊断]阳痿。

[处方]天雄散合桃核承气汤加减。

熟大黄12g，白术40g，附片15g，桂枝30g，桃仁15g，龙骨15g。3剂，每日1剂。

二诊：2023年4月6日。阳痿好转，效不更方，7剂，巩固治疗。

三诊：2023年4月18日。阳痿好转，换为桂枝加龙骨牡蛎汤收尾巩固，7剂。

[处方]炙甘草10g，赤芍15g，附片10g，生姜15g，桂枝15g，大枣10g，牡蛎30g，龙骨30g。

[分析]患者阳痿，腰痛肢冷，属于明显少阴证，考虑附子证。面部痤疮、皮肤干燥唇干，舌底瘀滞，一派瘀血征象，少腹压痛，符合含有桃仁的瘀血方证桃核承气汤的"少腹急结"。桂枝能提振心阳，增强心脏功能，治疗心悸。天雄

散笔者治疗少阴证阳痿，临床效果好。故以天雄散为主方，合用桃核承气汤加减。因为没有大便干结，所以没有用芒硝。

有个知识点说一下，阴茎要勃起，必须有海绵体充血，海绵体不充血，那根本就没有血供应阴茎的前端，龟头就没有血气，跟肢冷是一个道理，龟头就会觉寒，所以阳痿的人基本上都有阴头寒。

二诊反馈，效果很好，继续服用 7 剂。三诊反馈，前面 2 周效果很好，患者要求再巩固，所以用桂枝加龙骨牡蛎汤，不能用前面太猛烈的药，桂枝加龙骨牡蛎汤主要治疗失精加虚劳，用以收尾。

［思路提示］

1. 药证思路

桂枝证：心悸。

附子证：腰痛肢冷。

2. 方证思路

《伤寒论》第 106 条：太阳病不解，热结膀胱，其人如狂，血自下，下者愈。其外不解者，尚未可攻，当先解其外；外解已，但少腹急结者，乃可攻之，宜桃核承气汤。

第十一节　儿科疾病

一、小儿咳嗽

（一）五苓散证

案例　喻某，男，8 岁。初诊：2023 年 7 月 24 日。

［主诉］感冒后期汗出咳嗽 2 个月。

［现病史］咳嗽，汗出，打喷嚏、流鼻涕 5 天，身体消瘦，怕热，烦渴，小便黄少，便溏，舌红苔白，脉浮缓。

［诊断］咳嗽。

［处方］五苓散。

泽泻 15g，白术 15g，茯苓 15g，猪苓 15g，桂枝 12g，7 剂。

［随访］患者痊愈，不用再服用药物。

［分析］该患者来自湖南，感染新型冠状病毒之后两个月一直都有汗出咳嗽，打喷嚏、流鼻涕，说明有表证，人很消瘦，怕热，口渴严重，小便黄，大便溏，脉浮缓。患者怕热，需要一提的是怕冷怕热都对应桂枝证，口渴是泽泻证，又烦又渴是猪苓的药证，小便黄（小便不利）、便溏都是下解的趋势。另外，烦躁而渴，渴而小便不利，这些方证对应五苓散的整体方证。

［思路提示］

1. 药证思路

口渴对应泽泻证；烦渴对应猪苓证；怕热对应桂枝证。

2. 方证思路

根据《伤寒论》第 73 条"伤寒汗出而渴者，五苓散主之"。

第 156 条"……其人渴而口燥烦，小便不利者，五苓散主之"。患者的烦躁而渴，小便不利，对应五苓散方证，结合药证，确定选方为五苓散。

（二）小青龙汤证

案例 徐某，男，4 岁。初诊：2023 年 7 月 26 日。

［主诉］咳嗽、流清涕 3 天。

［现病史］咳嗽、流清涕，不欲饮，眼睛湿润，小便黄，舌红，苔水滑，脉浮数。

［诊断］咳嗽。

［处方］小青龙汤。

炙甘草 6g，姜半夏 5g，白芍 6g，干姜 6g，桂枝 6g，细辛 6g，麻黄 6g，醋五味子 6g。3 剂，每日 1 剂。

二诊：2023 年 7 月 30 日。咳嗽明显减轻，基本不流清涕，效不更方，2 剂，巩固治疗。

［分析］患者症状为外寒水饮表现，咳嗽脉浮为外感症状，流鼻涕、不欲饮、眼睛水润，舌苔水滑，都是明显的水饮症状。符合小青龙汤的条文："伤寒表不解，心下有水气……咳而微喘……或小便不利。"

［思路提示］

1. 药证思路

半夏证：不欲饮。

麻黄证：发热，无汗。

细辛证：水饮，如眼睛湿润，流清涕。

干姜五味子证：咳嗽。

2. 方证思路

小便黄（小便不利）、外寒里饮为小青龙整体方证。根据《伤寒论》第40条："伤寒表不解，心下有水气，干呕发热而咳，或渴或利，或噎，或小便不利，少腹满，或喘者，小青龙汤主之。"

二、小儿厌食症

案例 朱某某，女，13岁。初诊：2023年7月21日。

[**主诉**] 厌食1个月。

[**现病史**] 厌食，不欲饮，心烦，手心热，鼻干，眠差，头晕，易皮下出血，舌体瘦小，舌红苔白，脉弦细。实验室检查：轻度贫血。

[**诊断**] 厌食症。

[**处方**] 小柴胡汤。

人参9g，炙甘草9g，姜半夏11g，黄芩9g，生姜9g，北柴胡24g，大枣6g。5剂，每日1剂。

[**分析**] 该患者纳呆，但是这个与外台茯苓饮的不想吃东西是不一样的：本案患者是不想吃，外台茯苓饮是治疗食后胃胀，由于有厌食症，时间长了也会导致贫血。如果把食欲打开，那么这种贫血肯定自然而然就好了。厌食1个月，还不想喝水，相当于不欲饮食，那么半夏证和人参证都有了，然后心烦、手心热、鼻干，对应黄芩证，这样就有半夏人参加黄芩了。

对于睡眠差，黄芩也是有帮助的，这个睡眠差是整体方证，头晕可以理解为少阳证的目眩，但是这个患者确实有贫血，本身也会引起头晕，又有近视、容易皮下出血，可能由于血小板减少，舌体很瘦小，患者整体贫血，血小板也减少，我们通过整体的方证把津液补起来，所以有生姜、大枣、炙甘草证。

因为津液不足，所以脉弦、细。心烦，默默不欲饮食，手心热，小柴胡汤都符合，所以说我们就果断选用小柴胡汤，这个效果指日可待，应该很快的。

二诊：2023年7月27日。患者诸症好转，心烦减轻，手心热、鼻干都减轻，可以吃点东西，也知道要水喝了。效不更方，7剂，巩固治疗。

后续跟踪，又服用上方10剂，胃纳恢复，开始正常饮食，后期用小建中汤巩固疗效，血常规恢复正常。

[思路提示]

1. 药证思路

黄芩证：心烦、鼻干、手脚心热。

半夏证：不欲饮。

生姜、人参证：不欲食。

2. 方证思路

根据《伤寒论》第96条：伤寒五六日中风，往来寒热，胸胁苦满，嘿嘿不欲饮食，心烦喜呕……小柴胡汤主之。

第97条：休作有时，嘿嘿不欲饮食……小柴胡汤主之。方证对应，结合药证，所以确定选方小柴胡汤。

三、肠系膜淋巴结肿大

黄连汤证

案例 马某，女，10岁。初诊：2023年7月7日。

[主诉] 腹痛、恶心、嗳气5年，加重1个多月。

[现病史] 腹痛、恶心、嗳气，有饥饿快但食量不大，肠鸣，冬天手足冷，汗多，舌红苔白，脉滑数。曾在医院检查诊断：肠系膜淋巴结肿大，最大1.0cm×0.60cm，结节内部血流信号。

[西医诊断] 肠系膜淋巴结肿大。

[处方] 黄连汤原方。

党参10g，炙甘草10g，姜半夏7g，黄连10g，干姜10g，桂枝12g，大枣8g。7剂，每日1剂。

二诊：2023年7月17日。患者自述服用了两三天之后，肚子就不痛了，恶心嗳气也明显缓解，效果非常明显，患者持续5年的腹痛、恶心、嗳气，几剂药就得到缓解，患者觉得不可思议，服完7剂药后，主动来要求再开一周巩固治疗。

因为这个肠系膜淋巴结肿大属于实质性疾病，虽然症状消除了，但肿大本身也不会那么快就消除，患者于 2023 年 7 月 27 日又来开了 7 剂巩固。随访 6 个月，症状没有再复发。

[**分析**] 患者主诉为腹痛、恶心、嗳气 5 年，加重 1 个多月。并且曾在医院诊断为肠系膜淋巴结肿大，最大的有 1.0cm×0.60cm，且结节内部有血流信号。该患者症状表现中，有个很明显的药证抓手，就是说他饥饿快但食量不大，饥饿对应的是黄连证，食量不大对应的是人参证，汗多、冬天手足冷对应桂枝证，同时排除了黄芩证。脉滑数说明有热象。腹中肠鸣对应半夏证。

我们药证方证治疗体系讲究的是随证治之，有时候不必过多关注患者西医诊断名称的肠系膜淋巴结肿大这个概念，我们关注的是患者当下的症状。上述药证对应，根据患者症状判断，非常符合黄连汤原文描述——心中疼热，胃中有邪气，腹中痛，恶心想吐，整体符合黄连汤的方证。

[**思路提示**]

1. 药证思路

黄连证：饥饿快。

人参证：食量不大，食后胃胀。

桂枝证：汗多、冬天手足冷。

半夏证：肠鸣。

2. 方证思路

《伤寒论》第 173 条"伤寒，胸中有热，胃中有邪气，腹中痛，欲呕吐者，黄连汤主之"。

第十二节　皮肤科疾病

一、汗疱疹

越婢加术汤证

案例　陈某某，女，38 岁。初诊：2023 年 6 月 16 日。

[**主诉**] 手部湿疹，瘙痒、皲裂 8 年，加重 3 个月。

［**现病史**］手部湿疹瘙痒皲裂，汗疱疹伴肿胀，伴脚癣（边界清晰），汗出，加重3个月，口干，但欲寐，饭后胃胀嗳气，矢气多，大便黏便池，小便黄，舌体胖大齿痕，脉沉紧。曾在医院诊断为汗疱疹。

［**处方**］越婢加术汤加减。

炙甘草30g，白术40g，生姜12g，炙麻黄18g，大枣15g，白蒺藜30g，石膏24g，3剂，每日1剂。

二诊：2023年6月19日。皮损部位瘙痒减轻，肿胀感减轻，汗出、口干基本消失，诸证好转，效不更方，7剂，巩固治疗。后续间断服用7剂。皮损基本痊愈。

［**分析**］本病为什么选择越婢加术汤？主要是根据药证。瘙痒对应麻黄证；手有肿胀、加厚对应白术证；口干汗出对应石膏证；加大炙甘草的剂量目的是把水分锁住，确保不要丢失水分，对于真菌感染有一定好处；白蒺藜是皮肤病专药。脉沉紧、舌体大，有水湿，属于里证，里水，所以以加重白术用量。本案例主要是教大家一个思路，凡是痒、肿、口干汗出者，就用越婢加术汤。

［**思路提示**］

1. 药证思路

麻黄证：瘙痒。

白术证：肿胀。

石膏证：口渴；对汗出有一定疗效。

2. 方证思路

《金匮要略》：里水者，一身面目黄肿，其脉沉，小便不利，故令病水。假如小便自利，此亡津液，故令渴也。越婢加术汤主之。

二、荨麻疹

（一）甘草泻心汤证

案例 刘某某，男，68岁。初诊：2023年6月16日。

［**主诉**］荨麻疹10多年，加重3个月。

［**现病史**］荨麻疹加重3个月，伴失眠，冬天供暖季则加重，部分水果过敏，当荨麻疹严重时会有喉头水肿。荨麻疹发作时，常伴随腹泻，或者腹泻也会加重荨麻疹，一天腹泻五六次，胃中有嘈杂、易饥、痞满的感觉，小腹有点痛，

手心发热，不欲饮食。躺下即痒，舌红苔黄腻，脉细数。

［诊断］荨麻疹。

［处方］甘草泻心汤原方。

党参15g，炙甘草30g，姜半夏7g，黄连6g，黄芩10g，干姜15g，大枣10g。15剂，每日1剂。

二诊：2023年6月24日。服用上方后，患者的胃肠症状，比如心下嘈杂易饥的感觉，小腹痛，荨麻疹，腹泻等症均大为好转，效不更方，7剂，巩固治疗。

后期跟踪患者疗效，服用14剂药后，荨麻疹基本没有发作过了，腹泻也由每日五六次变为每日一次，其他胃肠道症状都不明显了。

［分析］治疗荨麻疹，一般会想到含麻黄的方子，比如桂枝麻黄各半汤、麻黄连翘赤小豆汤，甚至葛根汤也可以。但是患者胃肠道反应强烈，且荨麻疹十多年，这个跟体质也有关系，属于Ⅱ型变态反应，也就是过敏反应。如何治疗呢？腹泻加重或者与荨麻疹同时出现，说明要用脾胃方面的经方。吃东西后容易过敏，说明食物性过敏原肯定很多，患者应该是抗病过激的超敏感体质，如果说是炎症风暴有点夸张，但是他确实是过敏体质。现代研究，炙甘草这味中药有类激素样作用，一定程度上能够抑制免疫过激，实践证明，炙甘草在每一服用量只要超过15g就可以缓解抗病过激的症状。

所谓抗病过激，指的是身体的免疫系统在抗病时敌我不分，不管是好的坏的，他都要攻击，就像口腔溃疡一样，他把你的所有黏膜当敌人来攻击，不管正常黏膜还是患病黏膜部位，这就叫抗病过激。临床上发现，甘草泻心汤治疗口腔溃疡效果好，应该就是因为大量炙甘草的原因。

患者荨麻疹发作时常常伴有腹泻、腹痛等胃肠道症状，属于胃肠型荨麻疹的范畴，发作严重时还会出现喉头水肿，这些表现其实已经属于荨麻疹的严重情况。患者胃中有嘈杂、易饥、痞满的感觉，小腹有点痛，对应黄连证，手心发热对应黄芩证，不欲饮食对应半夏和党参。整体方证就是甘草泻心汤证。

本案例选择甘草泻心汤，结合经常腹泻、舌红苔黄腻症状这个抓手。本案例的目的是告诉大家，治荨麻疹不一定都用麻黄类的方。

［思路提示］

1. 药证思路

甘草证：抑制机体抗病过激。

黄连证：心下痞满、腹痛、饥饿快。

黄芩证：手足心热。

半夏证：不欲饮。

党参证：不欲食。

2. 方证思路

《伤寒论》第158条：伤寒中风，医反下之，其人下利日数十行，谷不化，腹中雷鸣，心下痞硬而满，干呕，心烦不得安……甘草泻心汤主之。

《金匮要略》：狐惑之为病，状如伤寒，默默欲眠，目不得闭，卧起不安，蚀于喉为惑，蚀于阴为狐，不欲饮食……甘草泻心汤主之。

（二）麻黄连翘赤小豆汤证

案例 张某某，男，21岁。初诊：2023年7月24日。

[主诉] 皮肤风团红斑伴红疹反复发作5年，复发加重10天。

[现病史] 皮肤风团红斑伴红疹，汗出不畅，痛痒，肌肤甲错，便溏，小便黄，舌体紫暗，脉细数。医院诊断：荨麻疹。

[既往史] 鱼鳞病。

[处方] 麻黄连翘赤小豆汤加减。

炙甘草10g，生姜10g，麻黄10g，白鲜皮20g，连翘10g，燀苦杏仁6g，大枣10g，赤小豆45g。5剂，每日1剂。

二诊：2023年7月31日。服用上方5剂后，红斑、红疹减少，大便成形，小便正常，诸症好转，效不更方，5剂，巩固治疗。

后期有服用7剂上方，基本痊愈。

[分析] 该患者皮肤风团红斑伴红疹5年反复发作史，10天前复发加重，伴汗出不畅，即有些地方有点出汗，但有很多地方是不出汗的，红斑瘙痒，患者还有鱼鳞病即肌肤甲错，大便稀溏，小便黄，舌质紫暗，脉细数。汗出不畅、身体发黄、痒、痛、肿，这些对应麻黄证；小便黄，可能对应茯苓证或者是赤小豆证，因为麻黄主上解治病，茯苓主下解治病，二药方向不一致，所以用在一起不利于治病，所以本案中小便黄对应的是赤小豆证。

肌肤甲错说明有瘀，痒、痛一般说明有热，瘀热在里，连翘、白鲜皮都是治疗皮肤病的常用药。白鲜皮比桑白皮治疗痒肿效果好。从整体方证而言，治疗"身必痒"，我们经常用桂枝麻黄各半汤，但是为什么在本案我们选择麻黄连翘赤小豆汤呢？是因为患者有肌肤甲错、舌质紫暗，说明是病症里有血瘀，桂枝麻黄各半汤不主治瘀，所以排除，而根据《伤寒论》第 262 条"伤寒瘀热在里，身必黄，麻黄连翘赤小豆汤主之"可知，麻黄连翘赤小豆汤可以治疗瘀热所致的皮损，所以本案选用此方，且不用加桃仁、水蛭之类的活血化瘀药。

[思路提示]

1. 药证思路

麻黄证：汗出不畅、身体发黄、痒、痛、肿。

赤小豆证：小便黄，小便不利。

2. 方证思路

麻黄连翘赤小豆汤可以治疗瘀热在里的病证，根据《伤寒论》第 262 条："伤寒，瘀热在里，身必黄，麻黄连翘赤小豆汤主之。"

三、脓肿

薏苡附子败酱散证

案例 邓某，女，36 岁。初诊：2023 年 6 月 6 日。

[主诉] 腹部右侧皮下硬包块疼痛 1 年。

[现病史] 腹部右侧皮下硬包块疼痛，加温觉舒适，医院检查为皮下球菌感染性病变伴脓肿，足底压痛 1 周，脉沉弱。

[诊断] 腹部右侧皮下球菌感染性病变伴脓肿。

[处方] 薏苡附子败酱散加减。

制附片 20g，败酱草 50g，金银花 20g，薏苡仁 100g。3 剂，每日 1 剂。

[分析] 患者主诉腹部右侧皮下硬包，疼痛一年，遇温缓解，但不能说明是寒证，CT 发现是皮下球菌感染性病变伴脓肿，医院认为有癌变可能，建议手术治疗。患者不愿手术，现想尝试中药治疗，患者另一个症状即足底压痛 1 周，相当于骨膜疼痛，对选方提示作用很大，这个就是附子证，且本案患者又有脉沉弱，也对应附子。我们反复强调，肌肉疼痛对应麻黄，骨头疼痛对应附子，通过现代检测手段认为是感染且伴脓肿，但是手触诊时腹部右侧皮下是个硬包，硬度很大，这个就是张仲景说的"脓已成"。所以选方薏苡附子败酱散。

薏苡附子败酱散主治的是肌肤甲错、脓肿，正好符合我们之前的症状推断。然后这个患者服用 5 天之后疼痛全部消除，足底压痛一天就消除了，这个是患者自己反馈的疗效。

二诊：2023 年 6 月 12 日。药后腹痛发硬感好转，仍然发胀，足底压痛痊愈，排脓散治疗。

［处方］赤芍 15g，桔梗 10g，败酱草 45g，金银花 20g，枳实 30g，3 剂。

［分析］该患者服用 5 天之后疼痛全部消除，足底压痛一天就消除了，但是还有点发胀。换成排脓散治疗，它含桔梗、枳实、芍药，再把败酱草加上去，因为败酱草本身就是祛脓的，这个方子我们在临床上治疗鼻窦炎也常用到。

三诊：2023 年 6 月 22 日。药后发胀疼痛好转，原方继续服用 5 剂，效不更方，巩固治疗。

［分析］本次就诊时患者的脓肿基本消失，再开 5 剂以巩固疗效，另外，对于已成脓或者未成脓的脓肿，排脓散均有效。排脓散含有桔梗、枳实、芍药，其中枳实量最大，桔梗量最小；但排脓汤中桔梗量最大，配姜、枣、草，排脓散和排脓汤可以一起合用。

［思路提示］

1. 药证思路

附子证：骨膜压痛。

2. 方证思路

《金匮要略》：肠痈之为病，其身甲错，腹皮急，按之濡，如肿状，腹无积聚，身无热，脉数，此为腹内有痈脓，薏苡附子败酱散主之。

四、特异性皮炎

麻黄连翘赤豆汤证

案例 石某，男，60 岁。初诊：2023 年 7 月 22 日。

［主诉］面部、颈部反复过敏红肿、痒痛 10 年，复发加重 1 周。

［现病史］面部、颈部过敏红肿痒痛 1 周，面部发热，怕热，口渴舌燥，服用激素可以缓解几天，小便黄，舌质紫暗，脉浮数。医院诊断为特异性皮炎。

［处方］麻黄连翘赤小豆汤原方。

炙甘草 30g，生姜 10g，麻黄 10g，白鲜皮 30g，连翘 10g，燀苦杏仁 6g，大枣 10g，赤小豆 45g。5 剂，每日 1 剂。

二诊：2023 年 7 月 29 日。患者服用 7 剂药后，红肿、痒的症状明显缓解，面部发热消失，口干舌燥也缓解了不少，诸症好转，效不更方，原方继续服用 7 剂，巩固治疗。

[**分析**] 该患者是特异性皮炎，反复发作了 10 年，这次发作很严重，面部、颈部红肿痒痛，特别怕热，有点口渴舌燥，这些症状暂时没有作为治疗重点。目前主诉是过敏引起的红肿、痒痛得厉害，是最想解决的问题，曾用大剂量激素可以缓解几天，但是很快又复发。

首先痒、肿、痛都对应麻黄证，小便很黄、小便不利对应赤小豆证或者茯苓证，但是在麻黄剂里，跟麻黄一起用的就是麻黄配赤小豆，发热对应白鲜皮、桑白皮、连翘都是可以的，这里用白鲜皮不用原方中的桑白皮，是因为我觉得，白鲜皮比桑白皮对痒或肿效果要好得多。

为什么加 30g 的炙甘草，本身炙甘草按照比例是没有这么大量的，因为考虑到患者的皮损属于过敏性的反应，也就是免疫过激，而大量炙甘草有对抗免疫过激的作用，所以加大炙甘草用量对于这个患者来说绝对是有好处的。

[**思路提示**]

1. 药证思路

炙甘草证：抑制机体抗病过激。

麻黄证：诸多的疼痛；皮肤痒；肿。

赤小豆证：小便不利。

2. 方证思路

《伤寒论》第 262 条：伤寒，瘀热在里，身必黄，麻黄连轺赤小豆汤主之。

五、结节性红斑

排脓汤、排脓散证

案例 冷某某，女，69 岁。初诊：2023 年 7 月 5 日。

[**主诉**] 结节性红斑 12 年，加重 10 天。

[**现病史**] 结节性红斑加重 10 天，多家三甲医院治疗未果，长期激素、抗生素、抗凝血药物治疗，结节红肿疼痛，有时会化脓，喜忘，肢冷，手麻，下肢

皮肤鳞屑，舌体紫暗，脉沉。曾在医院检查诊断为结节性红斑。

[**中医诊断**] 血痹。

[**方选**] 排脓汤、排脓散生姜换干姜。

炙甘草40g，赤芍15g，桔梗30g，干姜20g，枳实10g，大枣15g。5剂，每日1剂。

二诊：2023年7月13日。患者服用5剂后，自述红斑明显减少，不用激素也不会频繁发作，诸症好转，效不更方，7剂，巩固治疗。

患者又自行按上方服用10剂药，红斑基本痊愈。

[**分析**] 这个病有点麻烦，西医反复医治12年无效，患者本身就是妇科医生，老公是内科专家，她是通过熟人介绍过来看中医的。患者的结节性红斑没有具体症状，性质也不明确，也不是系统性红斑狼疮，但是一年四季不停地此起彼伏地发作结节性红斑，还会疼痛化脓。

而且实验室检查各项指标都是正常的，即便是在疼痛化脓的时候去查白细胞总数、中性粒细胞，结果都是正常的。现在就是长期使用激素、抗生素、抗凝血药，人都已经是满月脸了，也使用过中医的三七粉、血塞通等，都没有效果。要想找到治疗的阳性体征和抓手，很不容易。

患者舌体有点紫暗，记忆力特别差，下肢肌肤甲错，瘀血肯定是确定的，但又不是细菌感染性的结节性红肿，我就考虑到中医跟血气相关的血痹病了。

患者长期服用大剂量的激素，我建议她撤掉激素，代之以大剂量的炙甘草，本打算用60g的，但是又怕引起小便不利，所以就用了40g，只开了5剂药，因为她的结节性红斑从来没有一天完全消退过。

患者有手麻症状，刚好符合血痹的症状，长在肌肉层里面的红肿、结节、包块，皮肤红斑，我们可以从血痹入手，选方我首先就考虑排脓汤。为什么用排脓汤？倒不是说脓已成、脓未成，最重要的原因是里面有桔梗汤，桔梗汤是可以治疗血痹的。为什么要加排脓散？主要是想取里面的赤芍，因为患者有瘀血的表现。

方中用了赤芍、桔梗，相当于用了排脓散（桔梗、赤芍和枳实），直接用了排脓散合排脓汤，因为患者有肢冷的症状，就把生姜换成了干姜，当然也是试探着用药，以观后效。这个病算得上是世界性难题，虽然没有明确是系统性红斑狼疮的诊断，但是从她的用药及长期使用激素就可以判定应该属于免疫性疾病。

[思路提示]

1. 药证思路

赤芍证：活血化瘀。

桔梗证：入血分，排肿脓。

炙甘草证：抑制机体抗病过激。

干姜证：手足冷。

2. 方证思路

排脓汤、排脓散出自《金匮要略·疮痈肠痈浸淫病脉证并治》篇中，原文缺失，只有药物组成，但应该对于痈脓浸淫之类的疾病有效。

六、类天疱疮

麻黄连翘赤豆汤证

案例 郑某某，男，54 岁。初诊：2023 年 7 月 13 日。

[主诉]四肢红疹起疱、溃烂 20 年，复发加重 15 天。

[现病史]四肢红疹起疱、溃烂 20 年，复发加重 15 天，下肢疮疡化脓溃烂，发痒不痛，散发类天疱疮，头昏蒙，不欲饮，大便先硬后溏，小便少、色淡黄，舌红苔白腻，脉沉数。医院诊断为类天疱疮。

[处方]麻黄连翘赤小豆汤原方。

炙甘草 10g，生姜 10g，麻黄 10g，桑白皮 45g，连翘 15g，燀苦杏仁 6g，大枣 10g，赤小豆 45g。3 剂，每日 1 剂。

二诊：2023 年 7 月 17 日。服用 3 剂药后，患者复诊反馈，痒明显减轻，红疹也不太红了，溃烂有明显收口的感觉，诸症好转，效不更方，5 剂，巩固治疗。

患者先后服用了 15 剂左右的中药，皮损症状基本痊愈。

[分析]这个思路很简单的，首先来说，他这个有痒，但是不痛，我们就想到这个小剂量的麻黄。桂枝麻黄各半汤中小痛就是痒，我们首先就确定是麻黄剂，患者有小便不利，麻黄连翘赤小豆汤中赤小豆就是治疗小便不利。连翘清热解毒、散结消肿。桑白皮利水消肿，总体方证对于治疗疮疡溃烂起泡的皮肤病也很对药。

［思路提示］

1. 药证思路

麻黄证：痒。

赤小豆证：便溏、小便少。

2. 方证思路

《伤寒论》第262条：伤寒，瘀热在里，身必黄，麻黄连轺赤小豆汤主之。

七、毛囊炎

越婢加术汤证

案例 王某，男，30岁。初诊：2023年6月23日。

［主诉］后头部毛囊炎2年，加重10天。

［现病史］最近吃完油腻食物后，脑后毛囊炎发作，加重10天，头皮痒、头油、腰痛、偶尔头痛，精神萎靡，汗出多，口渴，腿沉，怕热、手足心出汗，尿频量少，便溏，舌体胖大，边齿痕，脉沉细。医院诊断为毛囊炎。

［处方］越婢加术汤。

炙甘草6g，白术20g，生姜9g，炙麻黄18g，大枣8g，石膏24g。3剂，每日1剂。

二诊：2023年6月29日。服用上方3剂后，患者反馈头皮痒减轻，口渴汗多也减轻，诸症好转，效不更方，7剂，巩固治疗。后续跟踪效果，症状痊愈。

［分析］该患者吃油腻之后后头部毛囊炎发作，病史2年，头皮很油、痒，就抓住头皮痒、长疮、脓肿，汗多口渴，小便不利，选方就可以锁定治疗头皮痒、头皮屑、头油的经方越婢汤。患者腿沉对应白术证。因为脉沉，属于里水，整体方证对应越婢加术汤。

痒对应麻黄证，因为痒就是小痛，抓手是头皮痒。

［思路提示］

1. 药证思路

麻黄证：痒、肿。

石膏证：怕热汗出口渴。

白术证：四肢沉重。

石膏证：口渴，对汗出有一定疗效。

2. 方证思路

《金匮要略》：里水者，一身面目黄肿，其脉沉，小便不利，故令病水。假如小便自利，此亡津液，故令渴也。越婢加术汤主之。

第十三节　五官科疾病

一、咽喉炎

（一）茯苓杏仁甘草汤合橘枳姜汤证

案例　江某，女，53 岁。初诊：2023 年 6 月 14 日。

[主诉]胸闷、气塞 3 年，加重 1 个多月。

[现病史]胸闷气塞，打鼾，张口呼吸，咽痒轻咳，夜间咽中干、撕裂感，加重 1 个多月，大便溏，小便黄，舌体胖大、舌底瘀滞，脉沉。曾在医院诊断为咽炎。

[处方]茯苓杏仁甘草汤合橘枳姜汤。

甘草 10g，生姜 25g，干姜 20g，茯苓 30g，陈皮 50g，燀苦杏仁 13g，枳实 10g。3 剂，每日 1 剂。

二诊：2023 年 6 月 29 日。咽干撕裂痛减轻，大小便正常，胸闷减轻，打鼾减轻，诸证好转，效不更方，7 剂，巩固治疗。

后又服用 10 剂，咽干、胸闷气塞和打鼾全部消失。

[分析]该患者自觉整个胸部不舒展，有压迫感，呼气很累，感觉呼气不畅通，问诊得知打鼾、张口呼吸、肺结节。针对肺结节，一般用厚朴麻黄汤，但此汤证要求脉浮而咳，本证脉是沉的，所以就不用厚朴麻黄汤。患者夜间觉咽口干，白天不咽干，所以不能按照咽中干来治疗，夜间醒后口干应该是打呼噜、张口呼吸导致的，一般来说这种患者常伴有腺样体肥大或者鼻窦炎。

结合胸闷气塞，脉沉有水饮、大便稀溏、小便黄，选用茯苓杏仁甘草汤，患者夜间因咽喉撕裂而咳醒，咽干比较严重，还是合用了甘草干姜汤。为什么又要合橘枳姜汤呢？因为这个患者轻咳伴咽痒，正好符合这个橘枳姜汤"治胸痹，胸中愊愊如满，噎塞习习如痒，喉中涩燥，唾沫"，所以合上橘枳姜汤。

［思路提示］

1. 药证思路

干姜证：咽中干。

茯苓证：大便溏，小便黄。

杏仁证：胸闷。

枳实证：心中痞。

陈皮证：咽痒。

2. 方证思路

根据《金匮要略》：胸痹，胸中气塞，短气，茯苓杏仁甘草汤主之；橘枳姜汤亦主之。

《肘后》《千金》云（橘枳姜汤），治胸痹，胸中愊愊如满，噎塞习习如痒，喉中涩燥，唾沫。

（二）半夏厚朴汤加威灵仙证

案例 彭某，男，25岁。初诊：2023年7月21日。

［主诉］咽喉异物感5年，加重1个月。

［现病史］咽喉异物感加重1个月。喜清嗓，不欲饮，恶心，偶尔觉腹胀，便溏，小便黄，舌淡苔白，脉沉。曾在医院诊断为：慢性咽炎伴咽喉滤泡增生。

［处方］半夏厚朴汤加威灵仙。

姜半夏22g，生姜25g，威灵仙15g，茯苓20g，紫苏叶20g，厚朴15g。5剂，每日1剂。

二诊：2023年7月27日。5剂药后，咽喉异物感明显减轻，大小便正常，腹满恶心消失。诸症好转，效不更方，5剂，巩固治疗。

后又服用7剂，基本痊愈。

［分析］该患者是慢性咽炎伴咽喉滤泡增生，主诉咽喉异物感，喜清嗓。根据药证，不欲饮对应半夏证；恶心对应半夏或者生姜证；偶尔有腹胀，半夏厚朴汤里面的厚朴可以治疗，小便黄即小便不利、便溏说明有下解的趋势，均对应茯苓证。

整体方证，"咽中如有炙脔，半夏厚朴汤主之"，加威灵仙是经验用药，一般来说，咽喉异物感的慢性咽炎可以加威灵仙，这个不是药证的思维，从时方的观点看，威灵仙可以化骨鲠，因为咽喉异物感觉也像骨鲠一样。

[思路提示]

1. 药证思路

半夏证：不欲饮水，恶心呕吐，咽中如炙脔。

厚朴证：腹满。

茯苓证：便溏、小便不利。

生姜证：干呕欲吐。

2. 方证思路

《金匮要略》：妇人咽中如有炙脔，半夏厚朴汤主之。

《金匮要略》：半夏厚朴汤方（《千金》作胸满，心下坚，咽中帖帖，如有炙肉，吐之不出，吞之不下）。

（三）桂枝茯苓丸加半夏证

案例 何某某，女，66岁。初诊：2023年6月27日。

[主诉] 咽喉异物梗阻感1个月余。

[现病史] 咽喉异物梗阻感，不欲饮，喝水咽喉梗阻感，气短汗多，记忆力很差，喜忘，头昏，胸部中塌感明显，舌底瘀滞，脉沉涩。在医院诊断为：慢性咽炎。

[处方] 桂枝茯苓丸加半夏。

姜半夏11g，赤芍15g，茯苓30g，桂枝15g，牡丹皮15g，燀桃仁15g，10剂，每日1剂。

[分析] 头昏对应茯苓证。不欲饮，咽喉异物感对应半夏。气短汗多，胸部中塌感对应桂枝证。患者喜忘，记忆力很差，舌底瘀滞，根据《伤寒论》第237条"其人喜忘者。必有蓄血。所以然者。本有久瘀血。故令喜忘……"第257条"合热则消谷喜饥，至六七日不大便者，有瘀血"。《金匮要略》"五劳虚极羸瘦，腹满不能饮食……内有干血，肌肤甲错，两目黯黑"，说明喜忘、饥饿后头昏乏力都是体内有瘀血，瘀血严重对应桃仁、赤芍、丹皮证，选方桂枝茯苓丸。

二诊：2023年7月6日。服用药之后都好转很多，现在主诉头有点昏，偶尔有点胸部中塌感，即压迫的感觉，减量巩固治疗，7剂，日1剂。

［处方］姜半夏7g，赤芍10g，茯苓15g，桂枝10g，牡丹皮10g，燀桃仁10g，王不留行15g。

［分析］上诊药后效果非常好，现在给他减量巩固一下，症状判断为瘀血，赤芍、桃仁、丹皮、王不留行活血化瘀。另外的症状胸闷、气短、胸部重塌感对应桂枝证。后期随访，症状痊愈。

［思路提示］

1. 药证思路

茯苓证：头昏。

半夏证：不欲饮，咽喉异物感。

桂枝证：汗多、胸闷、气短。

2. 方证思路

本病例瘀血明显，根据《金匮要略》："妇人宿有癥病……所以血不止者，其癥不去故也。当下其癥，桂枝茯苓丸主之。"结合药证提示的药物，选方桂枝茯苓丸。

（四）甘草干姜汤证

案例 郑某某，女，60岁。初诊：2023年6月24日。

［主诉］痰多，咽中干1周。

［现病史］痰多，咽中干，口臭，偶尔脚挛急，舌红苔黄薄，脉沉。医院诊断为咽炎。

［处方］甘草干姜汤加佩兰。

炙甘草60g，干姜30g，佩兰30g。3剂，每日1剂。

二诊：2023年6月28日。3剂药后，口臭减轻，咽中干大减，痰明显减少，服药期间没有再发作脚挛急。效不更方，3剂，巩固治疗。

随访效果，未再复发。

［分析］患者主诉痰多、咽喉有点干、口臭，偶尔脚抽筋，脉沉。痰多、咽中干，这是符合少阳病，这里的少阳病指的是津液匮乏，津液亏虚会导致炼液成痰，也就是少阳病的痰多证。局部的津液匮乏本身就会导致咽中干；偶有脚挛急，也是因为局部津液不足，足部津液濡养不足而致，也属于少阳病表现。以上，仲景《伤寒论》29条都有条文叙述支持。另外，口臭加了佩兰祛除口气。这里的脉沉指的不是水饮，而是说明津液不太充足。

[思路提示]

1. 药证思路

干姜证：手足冷；咽中干。

炙甘草：顾护津液。

2. 方证思路

根据《伤寒论》第29条：伤寒脉浮，自汗出，小便数，心烦，微恶寒，脚挛急……咽中干，烦躁，吐逆者，作甘草干姜汤与之，以复其阳。若厥愈足温者，更作芍药甘草汤与之。

第30条：咽中干，烦躁，阳明内结，谵语烦乱，更饮甘草干姜汤。

《金匮要略》：肺痿吐涎沫而不咳者，其人不渴……此为肺中冷，必眩，多涎唾，甘草干姜汤以温之。

（五）排脓汤排脓散证

案例 王某，女，50岁。初诊：2023年7月1日。

[主诉] 咽喉部化脓疼痛反复发作2年，本次复发加重5天。

[现病史] 咽喉部化脓性疼痛5天，输液无效，咽喉异物感，轻咳，舌体胖大，舌底瘀滞，脉弱。曾在医院诊断为化脓性咽炎。

[处方] 排脓汤、排脓散加减。

生甘草30g，赤芍20g，桔梗30g，生姜10g，金银花30g，枳实20g，大枣10g。3剂，每日1剂。

二诊：2023年7月5日。患者疼痛明显减轻，脓液也减少，诸症好转，效不更方，7剂，巩固治疗。咽部症状痊愈。

[分析] 该患者患化脓性咽喉炎，反复发作2年，本次主诉发作5天，输液无效，伴咽喉异物感，目前咽喉异物感不是重点，重点是咽喉部化脓，用棉签一压很多脓就会出来，是咽喉壁化脓，不是扁桃体化脓。

这个病排脓汤、排脓散并主之，重点为什么要用排脓汤？因为排脓汤里面有桔梗，凡是属于肌肉化脓可以看成是入血分的血痹，排脓汤除了桔梗、甘草，还有生姜、大枣，这两味药不能丢掉，生姜、大枣主要是生津液，固护正气，要排脓就要有正气推动、津液来帮助排，这与时方中加入黄芪用于托毒排脓生肌同理。

那为什么用排脓散呢？排脓散属于经验用方，一般情况，有脓无脓都可以把排脓汤和排脓散合在一起用，这个效果很好。排脓散中的枳实可以加强平滑肌的收缩蠕动来帮助排脓。芍药可以缓解肌肉拘急导致的疼痛。金银花清热解毒、消肿散结。

[思路提示]

1. 药证思路

桔梗证：肿脓；血分的咽喉痛。

生甘草证：咽痛。

芍药证：肌肉拘急性疼痛。

2. 方证思路

排脓汤排脓散位于《金匮要略·疮痈肠痈浸淫脉证并治》篇中，原文缺失，只有药物组成，但应该对于痈脓浸淫之类的疾病有效。

二、鼻窦炎

（一）小柴胡汤合排脓汤证

案例 郑某某，男，4岁半。初诊：2023年5月30日。

[主诉] 鼻窦炎1年，加重7天。

[现病史] 鼻窦炎，浊涕，鼻后滴漏，咳嗽厉害的时候会干哕，多动，不喜肉食，心烦，舌红苔白。曾在医院被诊断为鼻窦炎。

[处方] 小柴胡汤合排脓汤加减。

党参5g，甘草9g，姜半夏5g，黄芩7g，白芷10g，桔梗9g，生姜9g，北柴胡12g，败酱草30g，大枣5g，炒苍耳子5g。3剂，每日1剂。

[分析] 患者鼻窦炎浊涕，一般都会用排脓汤。患者咳嗽得厉害会干哕，半夏生姜证。心烦对应黄芩证。不喜肉食，对应党参证的不欲食。"心烦喜呕"这时候临床常会合用小柴胡汤。

二诊：2023年6月16日。患者反馈药后效果很好，服药1天基本上浊涕就好了。服用3剂后，浊涕鼻后滴漏的症状就消失了。心烦喜呕的症状也消失了。这次来诊的主诉：流清涕咳嗽3天，打喷嚏，微恶寒无汗，有痰，不欲饮，舌淡苔白，脉浮。

[诊断] 鼻窦炎兼外感。

［**处方**］小青龙汤。

炙甘草 9g，姜半夏 7g，白芍 9g，干姜 9g，桂枝 9g，细辛 6g，麻黄 9g，醋五味子 6g。3 剂，每日 1 剂。

3 剂药后，诸证消失痊愈。

［**分析**］本患者的鼻窦炎之前用小柴胡汤合排脓汤（柴脓汤）治疗效果非常好，一天基本上浊涕就好了。这次是鼻窦炎伴外感，咳嗽，流清涕，微恶寒，伴喷嚏 3 天，从症状看，明显属于外感风寒、里有水饮。外寒里饮的代表性方剂就是小青龙汤。无汗、恶寒、咳嗽对应麻黄。恶寒对应桂枝证。细辛、半夏逐饮。干姜、五味子止咳。水饮病虽然属于局部津液储留，但常常伴随局部津液匮乏，喉中有痰就是少阳证津液不足的表现，对应干姜证。而小青龙汤就是兼顾逐饮和补充津液的代表方剂。

［**思路提示**］

1. 药证思路

桔梗证：肿脓。

生姜、半夏证：恶心呕吐。

黄芩证：心烦。

党参证：不欲食。

麻黄证：恶寒、咳嗽。

桂枝证：恶寒。

细辛、半夏证：心下水气。

干姜＋五味子证：咳嗽。

2. 方证思路

（1）根据《伤寒论》第 96 条"伤寒五六日中风，往来寒热，胸胁苦满，嘿嘿不欲饮食，心烦喜呕……小柴胡汤主之"。第 97 条"……休作有时，嘿嘿不欲饮食……小柴胡汤主之"。方证对应，结合药证，所以确定选方小柴胡汤。

（2）小便黄（小便不利）、外寒里饮为小青龙整体方证。根据《伤寒论》第 40 条"伤寒表不解，心下有水气，干呕发热而咳，或渴或利，或噎，或小便不利，少腹满，或喘者，小青龙汤主之"。方证对应，结合药证，所以选方小青龙汤。

（二）柴胡桂枝干姜汤证

案例　王某，男，49 岁。初诊：2023 年 7 月 21 日。

[主诉] 鼻腔深部胀痛 4 天。

[现病史] 鼻腔深部胀痛，里面有黏稠分泌物，鼻干，口渴口苦，头汗，胸胁叩痛胀满，小便黄，舌红苔白，脉弦。曾在医院诊断为鼻窦炎。

[既往史] 鼻窦炎，脂肪肝。

[处方] 柴胡桂枝干姜汤加桔梗。

炙甘草 10g，黄芩 10g，桔梗 20g，天花粉 10g，干姜 10g，桂枝 15g，北柴胡 24g，牡蛎 30g。2 剂，每日 1 剂。

二诊：2023 年 7 月 24 日。鼻腔疼痛减轻，分泌物减少，鼻干、口渴都消失，头汗减轻，诸症好转，效不更方，5 剂，巩固治疗。服用完后，反馈症状痊愈。

[分析] 该患者患鼻窦炎，脂肪肝，鼻腔深部胀痛 4 天，里面有黏稠的分泌物，根据药证，鼻干、口苦对应黄芩证，口渴对应天花粉证，头汗对应桂枝证，胸胁叩痛、胀满对应柴胡证，小便黄说明津液有相对的亏损，对应甘草干姜证，脉弦对应少阳的脉。

从总体方证而言，有胸胁满、叩痛胀满，它符合柴胡桂枝干姜汤证，虽然说他主诉是鼻腔的深部胀痛，但我们不可能用西医的观点去消胀消痛的，因为我们要整体用药。在整体方证基础之上，我们加了一味桔梗，目的是起到桔梗汤的作用，因为桔梗汤就可以祛"久久吐脓如米粥者"。

特别说明一下，对于鼻窦炎，我们会选柴胡剂，治疗的顺序一定是先胸胁、再治疗其他的，这里既然有胸胁症状，我们肯定要以胸胁为主来治，即使主诉是鼻窦炎里的鼻腔深部的胀痛，我们也要符合整体方证柴胡桂枝干姜汤的基础上，再加一个治鼻部的药。且我们认为，鼻部胀痛有黏稠分泌物，属于有脓液，因此用了排脓汤里的关键组成桔梗汤，桔梗汤可治疗"久久吐脓如米粥者"。我们认为患者的症状属于血痹的范畴，属于桔梗汤的方证。

[思路提示]

1. 药证思路

柴胡证：胸胁满（胸胁叩痛，胸闷）。

黄芩证：鼻干口苦。

天花粉证：口干口渴。

桂枝证：头汗。

桔梗证：肿脓。

2. 方证思路

《伤寒论》第147条："……已发汗而复下之，胸胁满微结，小便不利，渴而不呕，但头汗出……柴胡桂枝干姜汤主之。"方证对应，结合方证，选方柴胡桂枝干姜汤。

《金匮要略》第12条："咳而胸满，振寒脉数，咽干不渴，时出浊唾腥臭，久久吐脓如米粥者，为肺痈，桔梗汤主之。"方证对应，选方桔梗汤。

三、过敏性鼻炎

小青龙汤证

案例 胡某某，女，16岁。初诊：2023年6月7日。

[主诉] 鼻塞、流清鼻涕、打喷嚏3个月，遇冷加重。

[现病史] 鼻塞、流清鼻涕、打喷嚏，遇冷加重。食欲正常，不欲饮，咽干，肢冷畏寒有汗，外阴时痒，舌红苔白，脉沉细。医院诊断为过敏性鼻炎。

[处方] 小青龙汤原方。

炙甘草15g，姜半夏7g，白芍15g，干姜15g，桂枝15g，细辛9g，麻黄15g，辛夷6g，醋五味子6g。7剂，每日1剂。

二诊：2023年6月17日。7剂药后，患者反馈：鼻塞好了50%，清鼻涕好了30%，喷嚏好了50%。肢冷胃寒、外阴痒已经没有了，诸症明显好转，7剂，继续巩固治疗。后续又服用5剂，症状基本消失。

[分析] 鼻塞、流清鼻涕、打喷嚏，遇冷加重，医院诊断为过敏性鼻炎，兼症肢冷畏寒，不欲饮，判断属于外感风寒，内有水饮。方证药证对应首选小青龙汤。畏寒对应麻黄、桂枝证；有汗对应桂枝证；流清涕、打喷嚏属于有水饮，对应细辛证；不欲饮对应半夏证；咽干对应甘草干姜证。麻黄证还有止痒的作用，对应外阴瘙痒，服用药物后外阴瘙痒消失，应该就是麻黄的作用。

患者吃了这个药若有点口干、口苦是很正常的，所有吃麻黄的都有可能出现口苦，停药就好了。注意麻黄的量，心动过速或者睡眠不好者忌用。

[思路提示]

1. 药证思路

半夏证：不欲饮。

麻黄证：恶寒、痒。

细辛证：心下水饮，流清涕；手足冷。

甘草干姜证：咽干。

桂枝证：畏寒、有汗。

2. 方证思路

根据《伤寒论》第 40 条"伤寒表不解，心下有水气，干呕发热而咳，或渴或利，或噎，或小便不利，少腹满，或喘者，小青龙汤主之"。确定本证符合为小青龙整体方证。

四、鼻甲肥大

越婢加术汤证

案例 刘某，女，31 岁。初诊：2023 年 6 月 23 日。

[主诉] 鼻塞头痛 6 个月，加重 10 天。

[现病史] 鼻塞头痛，鼻甲水肿，喷嚏，易患荨麻疹，身体困重，舌体胖大，脉沉。医院曾诊断为：鼻甲肥大。

[既往史] 慢性过敏性鼻炎。

[处方] 越婢加术汤加白芷辛夷。

甘草 6g，白术 30g，白芷 30g，生姜 9g，炙麻黄 18g，辛夷 10g，大枣 8g，石膏 24g。5 剂，每日 1 剂。

[分析] 该患者患慢性过敏性鼻炎多年，本次复发已经持续 6 个月，加重 10 天，过敏性鼻炎一般常常会用到小青龙汤，但是这次为什么用越婢加术汤？因为患者舌体胖大、脉沉说明有里水，里水对应的经方为越婢加术汤，越婢加术汤也可以治疗里饮。头痛对应麻黄证（条文里麻黄治头痛，身痛，骨节疼痛）。鼻鸣对应生姜证。鼻甲水肿，医院诊断也是鼻甲肥大，上鼻夹、中鼻夹水肿，再看鼻腔里面只有一条缝，两边肿得很厉害。大量用白术，目的是祛肿。麻黄 18g 算比较大量，但是分两次服，一次只吃 9g 是没关系的，而且提前交代患者，如果晚

上睡不好觉，就服早一点，下午五六点就开始服用，如果药后觉心慌，也正常，不必惊慌。先开 5 剂，要迅速地把鼻夹肿大解决，让患者呼吸正常。辛夷、白芷是治疗过敏性鼻炎的经验用药。

二诊：2023 年 6 月 29 日。呼吸通畅，头痛减轻，无喷嚏，身体困重消失，麻黄调整用量为 9g，继续服用 7 剂，巩固治疗。

后续反馈，已经痊愈，不再服药。

［思路提示］

1. 药证思路

麻黄证：头痛。

生姜证：鼻鸣。

白术证：肿、胀。

2. 方证思路

根据《金匮要略》："里水者，一身面目黄肿，其脉沉，小便不利，故令病水。假如小便自利，此亡津液，故令渴也。越婢加术汤主之。""里水，越婢加术汤主之。"方证对应，结合方证，所以确定选方越婢加术汤。

五、喉头水肿

越婢加术汤证

案例 张某某，女，26 岁。初诊：2023 年 7 月 1 日。

［**主诉**］呼吸急促 3 天，全身红斑、瘙痒 10 天。

［**现病史**］3 天前出现呼吸急促，全身红斑、瘙痒 10 天，到医院用西医激素类药物治疗后，呼吸急促、瘙痒缓解，但仍觉咽部不适有哽塞感，声音嘶哑，全身瘙痒，反而面部浮肿，下肢水肿，舌淡红、水润，苔薄白，脉沉细。

［**西医诊断**］喉头水肿、荨麻疹。

［**既往史**］慢性荨麻疹。

［**处方**］越婢加术汤原方。

甘草 6g，白术 30g，生姜 9g，麻黄 18g，大枣 8g，石膏 24g。3 剂，每日 1 剂。

［**分析**］该患者本身就有慢性荨麻疹反复发作病史，此次严重发作 10 天，

到医院治疗的时候，喉头水肿、呼吸急促，医院以激素治疗多日，求诊的时候还在用，但是呼吸急促、瘙痒仍然在，而且面部出现浮肿，这个可能是激素的不良反应所致，但是下肢有水肿未必是激素的原因了。治疗荨麻疹一般用麻黄剂较多，桂枝麻黄各半汤、越婢汤、越婢加术汤等带麻黄的经方都可以，甚至于葛根汤也可以，只要符合方证。

本案患者现在刚好有瘙痒症状，对应麻黄剂，麻黄治疗瘙痒效果好。面部浮肿、下肢水肿，对应白术证。因为脉沉、舌体水润，属于水饮并且是里饮，选方越婢加术汤而不用越婢汤，白术有下解趋势，把白术剂量加大，本来是12g，加到了30g，预判效果应该很好。

二诊： 2023年7月4日。患者服药2个小时后，咽喉就感觉不那么难受了，瘙痒也基本缓解了。现在偶发零星风团小块，微痒，小便黄，手微肿，面部还有一些肿，应该是激素的作用，而不是水肿，这个需要慢慢消。根据患者描述，改方为麻黄连翘赤小豆汤。

［处方］炙甘草10g，生姜10g，麻黄10g，桑白皮45g，连翘10g，燀苦杏仁6g，大枣10g，赤小豆45g。7剂，日1剂。

［分析］当时药后2小时就有缓解，药后好转较多，现在偶发零星风团小块，微痒，还提供了一个小便黄的抓手，小便黄对应赤小豆，皮肤痒典型的用麻黄剂，改用麻黄连翘赤小豆汤。

［思路提示］

1. 药证思路

麻黄证：痒。

白术证：肿、胀。

赤小豆证：小便不利。

2. 方证思路

（1）根据《金匮要略》："里水者，一身面目黄肿，其脉沉，小便不利，故令病水。假如小便自利，此亡津液，故令渴也。越婢加术汤主之。""里水，越婢加术汤主之……"方证对应，结合方证，所以确定选方越婢加术汤。

（2）根据《伤寒论》第262条："伤寒，瘀热在里，身必黄，麻黄连轺赤小豆汤主之。"方证对应，结合方证，所以确定选方麻黄连翘赤小豆汤。

六、干眼症

五苓散证

案例　周某某，女，61岁。初诊：2023年6月23日。

[**主诉**] 眼涩、视物昏花7天。

[**现病史**] 眼涩、视物昏花，心悸动，头昏胀，心烦，口干欲饮，动则汗出胸闷，便溏，小便黄，舌淡苔白，脉沉。医院诊断为干眼症。

[**处方**] 五苓散。

泽泻30g，白术20g，茯苓40g，猪苓15g，桂枝12g。7剂，每日1剂。

二诊：2023年7月2日。患者反馈，头昏胀、心悸消失，心烦、口干、视物昏花都有缓解，效不更方，7剂，巩固治疗。诸证消失。

[**分析**] 该患者患干眼症，7天前患者因眩晕、重眩，侧卧加重，用泽泻汤很快就治愈了。后来出现视物昏花，某医院确诊是干眼症，医院给患者开眼药水，没有效果。现在我们抓住主症：视物昏花，相当于少阳病的"口苦咽干目眩"，这个跟泽泻汤的昏眩是不一样，并且患者叙述头昏胀，有白术证。另外口干明显，想喝水，口渴严重，符合泽泻证；动则出汗、胸闷，对应桂枝证；心烦对应猪苓证；大便溏是下解的趋势，把茯苓量加大了一倍的剂量。心悸对应茯苓证。

[**思路提示**]

1. 药证思路

白术证：头胀。

泽泻证：口渴欲饮。

桂枝证：动则出汗、胸闷。

猪苓证：心烦。

茯苓证：大便溏、头昏、心悸。

2. 方证思路

根据《伤寒论》第71条："太阳病，发汗后，大汗出，胃中干，烦躁不得眠，欲得饮水者，少少与饮之，令胃气和则愈。若脉浮，小便不利，微热消渴者，五苓散主之。"方证对应，根据药证，确定选方五苓散。

第十四节 其他病证

一、手心烫

三物黄芩汤证

案例 向某某，女，59 岁。初诊：2023 年 7 月 29 日。

[主诉] 手心热 10 年，肛门潮湿瘙痒 10 天。

[现病史] 手心热，肛门潮湿瘙痒，心烦，舌尖红，舌底瘀滞，脉弦数。

[诊断] 围绝经期综合征。

[处方] 三物黄芩汤原方。

苦参 20g，生地黄 30g，熟地黄 30g，黄芩 15g。7 剂，每日 1 剂。

二诊：2023 年 8 月 3 日。手心热缓解，心烦减轻，肛门潮湿瘙痒明显缓解，但因药中苦参味苦，药后欲吐、手麻，将苦参换为薏苡仁和木瓜。继续服用 7 剂，巩固疗效。

[处方] 生地黄 50g，黄芩 15g，薏苡仁 50g，木瓜 30g。

[分析] 该患者主诉手心发热 10 年，肛门潮湿瘙痒，心烦，舌尖红、舌底瘀滞，脉弦数，心烦、手心热对应黄芩证，妇人"四肢苦烦热"可以选择三物黄芩汤或者小柴胡汤。肛门潮湿瘙痒对应苦参证，所以，在临床上治疗肛门潮湿瘙痒，又有手心热、心烦，就锁定三物黄芩汤。三物黄芩汤原方生地黄用量 60g，我们为什么用成熟地黄 30g，生地黄 30g，因为苦参很败胃，熟地可以减轻苦参不良反应，这个是经验，对胃要好一点，因此本身是三味药，现在变成了四味药。

初诊药后诸证好转，以前患者就一直手麻木明显，去掉败胃的苦参，全部用生地黄，用药就是生地黄、黄芩，因为手麻木，加苡仁和木瓜。

[思路提示]

1. 药证思路

黄芩证：心烦、手心热。

2. 方证思路

根据《金匮要略》:"《千金》三物黄芩汤方治妇人在草蓐,自发露得风,四肢苦烦热。头痛者,与小柴胡汤;头不痛,但烦者,此汤主之。"方证对应,结合方证,所以确定选方三物黄芩汤。

二、口苦

小柴胡汤证

案例 周某,女,39岁,初诊:2023年7月22日。

[主诉]口苦10天。

[现病史]口苦,手心热,鼻干咽干,心烦恶心,眠差,视物昏花,舌红苔白舌体裂纹,脉细弦。

[诊断]少阳病口苦证。

[处方]小柴胡汤加龙胆草。

党参9g,炙甘草9g,姜半夏7g,黄芩13g,龙胆草5g,生姜9g,北柴胡24g,大枣6g。3剂,每日1剂。

二诊:2023年7月26日。口苦明显减轻,鼻干、咽干也减轻,心烦、恶心消失,视物昏花也好转,效不更方,4剂,巩固治疗。

[分析]该患者症状非常典型,感觉像是按照少阳病的条文生的病,"口苦,咽干,目眩"。视物昏花,其实"目眩"不能单纯理解为视物昏花,因为茯苓白术剂也可以治疗目眩,这里的视物昏花主要是少阳证的津液相对匮乏所致,因为本案患者经常熬夜。

咽干可以是甘草干汤证,但是生姜、大枣也可以补充津液。口苦手心热、鼻干、心烦对应黄芩证;恶心对应生姜、半夏证;睡眠不好,因为心烦也会导致睡眠就不好。整体方证就是小柴胡汤。加龙胆草是为了让效果更快,一般口苦一天就能解掉。

[思路提示]

1. 药证思路

黄芩证:口苦、手心热、鼻干、心烦。

生姜、半夏证:恶心。

2. 方证思路

根据《伤寒论》第263条："少阳之为病，口苦，咽干，目眩也。"第96条"伤寒五六日中风，往来寒热，胸胁苦满，嘿嘿不欲饮食，心烦喜呕……小柴胡汤主之。"方证对应，结合药证，所以确定选方小柴胡汤。

三、舌炎

白虎加人参汤

案例　黄某某，女，87岁。初诊：2023年6月16日。

[**主诉**] 舌体灼烧痛4个月，加重10天。

[**现病史**] 舌体灼烧感疼痛，吃辣后加重，在某三甲医院检查治疗效果欠佳，严重时，咽喉及食管也会有烧灼感，渴欲饮水，身重腹满，小便数，起床眼、鼻分泌物多，舌红苔薄、干，脉洪大。医院诊断为舌炎。

[**处方**] 白虎加人参汤。

人参15g，炙甘草30g，知母60g，石膏160g，珍珠米50g。熬水兑服。7剂，每日1剂。

二诊：2023年6月23日。舌体烧灼疼痛感明显缓解，效不更方，7剂，巩固治疗。

三诊：2023年6月30日。服用上药后舌体烧灼疼痛基本消失，现在是偶尔有点痛，不是一天不停地痛，原方继续服用7剂，痊愈。

[**分析**] 该患者算疑难症，舌炎、舌体烧灼痛4个月，曾在各级医院检查且治疗2个月，没有效果，病情严重时，咽喉和食管烧灼感明显。渴欲饮水、腹满身重、舌上燥，小便数，对应白虎汤证。人参可以生津，对应渴欲饮水；舌体烧灼感等同于口不仁，舌体干燥，对应知母证；眼、鼻分泌物相当于面垢，口渴喜饮，腹满，对应石膏证。所以选方白虎加人参汤。

[**思路提示**]

1. 药证思路

石膏证：面垢、口渴喜饮、腹满。

知母证：口不仁，舌体干燥烧灼感。

2. 方证思路

根据《伤寒论》第 219 条："三阳合病，腹满身重，难于转侧，口不仁面垢，谵语遗尿，发汗则谵语，下之则额上生汗，手足逆冷，若自汗出者，白虎汤主之。"以及第 222 条："若渴欲饮水，口干舌燥者，白虎加人参汤主之。"方证药证对应，选择白虎加人参汤。

四、牙龈炎

排脓汤

案例　王某某，女，38 岁，初诊：2023 年 7 月 18 日。

[**主诉**] 牙龈肿痛反复发作 1 年，复发加重 20 天。

[**现病史**] 牙龈肿痛，加重 20 天，一年来反复发作，每次服用西药抗生素后会有所好转，但很快复发，目前兼有肩背酸痛，舌淡苔白，脉弱。医院诊断：牙龈炎。

[**中医诊断**] 血痹、疮痈。

[**处方**] 排脓汤。

生甘草 20g，桔梗 30g，生姜 10g，大枣 16g。2 剂，每日 1 剂。

二诊：2023 年 7 月 21 日。在没有服用抗生素的前提下，服上药后，牙龈肿痛明显缓解，效不更方，继续服用 3 剂，巩固治疗。后续反馈，牙龈肿痛消失。

[**分析**] 该患者牙龈肿痛反复发作 1 年，加重 20 天，每次都是用西药抗生素如人工硫磺甲硝唑一类药，会有好转，但是很快又会复发，所以很苦恼，不愿意再用抗生素了。牙龈肿痛属于疮痈类疾病，属于中医的血痹，患者同时兼有肩背酸痛类似血痹方面的问题，选方排脓汤，排脓汤中桔梗入血分。

[**思路提示**]

1. 药证思路

桔梗证：肿脓。

2. 方证思路

排脓汤位于《金匮要略·疮痈肠痈浸淫脉证并治》篇中，原文缺失，只有药物组成，但应该对于痈脓浸淫之类的疾病有效。

五、肛门出血

赤豆当归散证

案例 田某某，男，58 岁。初诊：2023 年 6 月 24 日。

[**主诉**] 肛门反复出血 1 年，加重 5 天。

[**现病史**] 肛门断断续续出血，加重 5 天，查见轻微痔疮，三甲医院判断非痔疮出血，肠镜未查见异常，先血后便，大便干，小便黄，饥饿后心慌手抖，记忆力差，口干口苦，舌红苔白，裂纹舌，脉细。

[**中医诊断**] 血证（肛门出血）。

[**处方**] 赤小豆当归散。

酒当归 30g，赤小豆 150g。3 剂，每日 1 剂。

二诊：2023 年 6 月 28 日。肛门出血减轻，仅在擦拭时能有血迹，诸症好转，效不更方，7 剂，巩固治疗。后续反馈痊愈。

[**分析**] 该患者肛门出血断断续续 1 年，西医判断出血不是因痔疮出血，肠镜检查无异常，如果是先大便后出血就是肛裂，用蛋黄油外用效果好。但该患者是先出血后大便，对应赤豆当归散的方证"先血后便，必是近血，赤豆当归散主之"。再找抓手：大便干对应当归养血活血；小便黄说明津液不足，小便不利。

一般来讲，血气病是与六经无关的疾病，跟虚劳一样，这里血气虚必然津液虚，大便就必然干结了，当归本身就润肠通便、补血活血，很合适用到这里，赤小豆的药证是小便不利。另外，心慌发抖等瘀血症状，本案未加桃仁，因为当归就可以养血活血。

[**思路提示**]

1. 药证思路

当归：脉细，养血活血。

赤小豆：小便不利。

2. 方证思路

根据《金匮要略》："下血，先血后便，此近血也，赤小豆当归散主之。"方证对应，结合方证，所以确定选方赤小豆当归散。

六、胁痛

（一）小柴胡汤证

案例 郑某某，女，60岁。初诊：2023年6月21日。

[**主诉**] 胸胁痛、口苦4天。

[**现病史**] 胸胁痛、口苦，心烦，情绪低落，刷牙时干哕，纳呆，舌红苔白，脉细弦。

[**处方**] 小柴胡汤。

党参5g，炙甘草9g，姜半夏7g，黄芩13g，龙胆草6g，生姜9g，北柴胡24g，大枣6g。3剂，每日1剂。

二诊：2023年6月25日。诸症完全消失，不再需要开药治疗。

[**分析**] 该患者胸胁痛、口苦4天，心烦、情绪低落，刷牙时有干哕，纳呆，舌红苔白，脉细弦，是非常典型的少阳证。胸胁痛、脉弦对应柴胡证，心烦、情绪低落对应黄芩证，刷牙时干哕对应生姜证或者半夏证。纳呆对应人参证，也有生姜证。小柴胡汤证时加龙胆，治疗口苦常有速效。

[**思路提示**]

1. 药证思路

柴胡证：胸胁痛。

黄芩证：心烦。

生姜证：干呕欲吐、无食欲。

半夏证：恶心呕吐。

人参证：无食欲。

2. 方证思路

根据《伤寒论》第96条："伤寒五六日，中风，往来寒热，胸胁苦满，嘿嘿不欲饮食，心烦喜呕……小柴胡汤主之。"第97条："血弱气尽，腠理开，邪气因入，与正气相搏，结于胁下……脏腑相连，其痛必下，邪高痛下……小柴胡汤主之。"方证对应，结合药证，所以确定选方小柴胡汤。

（二）柴胡桂枝干姜汤

案例 张治荣，女，57岁。初诊：2023年7月31日。

［**主诉**］右胁下坠胀叩痛10多年，加重10余天。

［**现病史**］右胁下坠胀叩痛，胸胁叩痛，汗出，口渴，烦躁，易饥，皮肤干燥，足心热，小便黄，舌体胖大，舌底瘀滞，脉细弦。

［**既往史**］肝错构瘤、甲状腺功能减退症。

［**诊断**］胁痛。

［**处方**］柴胡桂枝干姜汤加桃仁。

炙甘草10g，黄芩13g，天花粉15g，干姜10g，桂枝15g，北柴胡28g，燀桃仁10g，牡蛎30g。7剂，每日1剂。

二诊：2023年8月7日。药后口渴、烦躁等症状都好转，大便已成型了，但胁下还有少许坠胀，因为毕竟有十多年的病史，还有肝错构瘤，所以继续巩固7天的药。

［**分析**］该患者西医曾诊断为肝错构瘤、甲状腺功能减退症，右胁下坠胀十多年，10天前，胸胁胀痛加重，有胸胁叩痛、头汗出、口渴、烦躁、易饥、皮肤干燥、足心热，小便黄，舌体胖大、舌底瘀滞，脉细弦。首先患者有胸胁痛的柴胡证。胁下满、胀，在柴胡的基础上加牡蛎；但头汗出对应桂枝证；口干口渴对应花粉证；足心热、烦躁对应黄芩证；舌底瘀滞和易饥、皮肤干燥、肌肤甲错，符合瘀血证，所以加桃仁；小便黄、小便不利是柴胡桂枝干姜汤的整体方证。

［**思路提示**］

1. 药证思路

牡蛎证：软坚散结，对应胁下满、胀。

柴胡证：胸胁痛。

桂枝证：汗出。

天花粉证：口干口渴。

黄芩证：足心热、烦躁。瘀血证明显加桃仁。

2. 方证思路

小便黄、小便不利是柴胡桂枝干姜汤的整体方证。根据《伤寒论》第147条："已发汗而复下之，胸胁满微结，小便不利，渴而不呕，但头汗出，往来寒热，心烦者，柴胡桂枝干姜汤主之。"方证对应，结合药证，选方柴胡桂枝干姜汤。

七、腰痛

术附汤证

案例 高某某，男，57 岁。初诊：2023 年 8 月 4 日。

[主诉] 腰痛 2 天。

[现病史] 2 天前因为提重物，突然腰痛发作，用力按压骨头痛，活动不利、酸胀，头痛头重，无汗，饭后胃胀，舌淡苔白，舌质暗，舌底瘀滞，脉平。

[既往史] 腰椎间盘突出症。

[诊断] 腰痛。

[处方] 术附汤加减。

丹参 20g，炙甘草 15g，白术 30g，附片 20g，生姜 15g，大枣 10g，制乳香 9g，炒没药 9g。3 剂，每日 1 剂。

二诊：2023 年 8 月 8 日。服上方后，腰痛减轻，头痛消失，头重缓解，胃胀消失，仍觉腰痛，原方服用 7 剂，巩固疗效。

三诊：2023 年 8 月 15 日。服用上方后，很多症状都消失了，目前只有腰痛，但不是持续性的，只是某些体位下会疼痛，继续服用 7 剂原方巩固疗效。后续随访，症状痊愈。

[分析] 该患者素有腰椎间盘突出症，此次发作腰痛，判断属于腰椎间盘突出症复发，腰部按压骨头疼痛，活动不利，此对应附子证。酸胀、头重是白术证，酸、胀很多时候是用白术加附子。无汗，没有桂枝证，所以就不用桂枝附子汤和甘草附子汤。患者有头痛，对应生姜证，因为生姜是可以解外证的，可以发汗。胃胀、心下痞对应白术证。舌质紫暗，舌底瘀滞，说明有瘀血，患者腰部疼痛，合用活络效灵丹祛瘀止痛。

[思路提示]

1. 药证思路

附子证：腰痛，活动不利。

白术证：酸胀、头重。

生姜证：解表，治疗头痛。

2.方证思路

根据《伤寒论》第174条："伤寒八九日……不渴，脉浮虚而涩者，桂枝附子汤主之。若其人大便硬，小便自利者，去桂加白术汤主之。"方证对应，结合药证，所以确定选方术附汤。

八、背痛

附子汤证

案例 刘某某，女，50岁。初诊：2023年6月16日。

[**主诉**]背痛10年，加重1个月。

[**现病史**]背痛畏寒、背心冷，右上腹痛，饮水后胃胀、振水声，纳差，困重头蒙，小腹冷，舌体胖大，舌底瘀带，脉沉微。

[**既往史**]高血压。

[**处方**]附子汤。

党参20g，麸炒苍术10g，白术20g，白芍20g，制附片20g，茯苓30g。3剂，每日1剂。

二诊：2023年6月19日。服用3剂药后，后背心冷、畏寒明显缓解，腹痛缓解，胃胀消失，头昏蒙消失，小腹冷减轻，虽仍觉背痛，但也缓解，效不更方，7剂，巩固治疗。

后续患者又服用7剂巩固疗效，背痛消失，临床痊愈。

[**分析**]该患者主诉背痛10年，加重1个月，伴有畏寒、背心冷。脉很沉、微，很容易就想到了少阴病的附子证；右上腹经常痛，对应芍药证；喝水后胃胀有振水声对应白术证；纳差明显对应党参证；困重、头蒙对应茯苓白术证；少腹冷对应附子证。

[**思路提示**]

1.药证思路

桂枝证：汗多对应。

附子证：背心冷对应。

腹痛：芍药证。

白术证：喝水后有振水声。

党参证：纳差明显。

茯苓白术证：困重、头蒙。

2. 方证思路

《伤寒论》第304条："少阴病，得之一二日，口中和，其背恶寒者，当灸之，附子汤主之。"

第305条："少阴病，身体痛，手足寒，骨节痛，脉沉者，附子汤主之。"

《金匮要略》第3条："妇人怀娠六七月，脉弦发热，其胎愈胀，腹痛恶寒者，少腹如扇，所以然者，子脏开故也，当以附子汤温其脏。"方证对应，结合药证，所以确定选方附子汤。

九、手麻木

乌头桂枝汤证

案例　向某某，女，59岁。初诊：2023年6月1日。

[**主诉**] 手掌发木6个月。

[**现病史**] 6个月前，患者无明显诱因开始出现夜间手掌发木，甚至因发木而醒。手指逆冷，手痛，身痛。头痛，偶尔心悸、咽喉痒。舌淡红，苔薄白，脉沉微。

[**中医诊断**] 痹证（少阴病）。

[**处方**] 乌头桂枝汤。

制川乌15g，桂枝30g，赤芍15g，白芍15g，大枣15g，炙甘草20g，生姜30g。3剂，每日1剂。

[**分析**] 患者病史有手发木、手指逆冷、手痛、身痛、头痛，脉沉微。既有头痛、身痛的外证，又有肢冷、脉沉微的少阴病。选用含桂枝汤、又有少阴病乌头证的乌头桂子汤，来治疗少阴病的手足不仁及身体疼痛。

[**思路提示**]

1. 药证思路

桂枝证：头痛。

乌头证：麻木，手足不仁。

2. 方证思路

《金匮要略》：寒疝腹中痛，逆冷，手足不仁，若身疼痛，灸刺诸药不能治，抵当乌头桂枝汤主之。

二诊： 2023 年 6 月 10 日。患者服完初诊药后，手木及疼痛明显好转。现手指头发麻，还有点发木，饥饿后心慌发软，需食后始缓解。

［**中医诊断**］痹证（太阳病夹瘀血）。

［**处方**］黄芪桂枝五物汤加桃仁。

黄芪 30g，桂枝 30g，赤芍 30g，大枣 20g，生姜 60g，桃仁 10g。7 剂，每日 1 剂。

［**分析**］患者初诊服药 3 剂乌头桂枝汤后，发木及疼痛好转，但又出现了发麻，同时还有点儿发木，考虑用治疗血痹的黄芪桂枝五物汤可能会更好一点。另外饥饿后发慌、发软的"合热则消谷"的瘀血症状明显，加桃仁。

［**思路提示**］

1. 药证思路

黄芪证：血痹的麻木。

桃仁证：瘀血。

2. 方证思路

《金匮要略》：血痹阴阳俱微，寸口关上微，尺中小紧，外证身体不仁，如风痹状，黄芪桂枝五物汤主之。

三诊： 2023 年 6 月 17 日。患者二诊服完药后，手麻好转，发木感变化不大，饥饿发软、心慌症状消失，现左手木，颈痛，脉沉紧。

［**中医诊断**］痹证（少阴病）。

［**处方**］乌头桂枝汤。

制川乌 15g，桂枝 30g，赤芍 30g，大枣 15g，炙甘草 20g，生姜 30g。5 剂，每日 1 剂。

患者服完 5 剂中药后，手麻木、颈痛症状消失。

［**分析**］该患者初诊时症状是手木为主，夜间加重致惊醒，用乌头桂枝汤明显好转。二诊时发现另外的症状，如饥饿后发软、心慌，左手有发麻的症状，用治疗血痹证的黄芪桂枝五物汤加治疗瘀血的桃仁，发麻好转，饥饿后心慌、发软消失，但是发木效果不明显，没有第一次好转得快，所以三诊重新用乌头桂枝汤

原方来治疗少阴病的手足不仁及身体疼痛。

从这个病例看来，黄芪桂枝五物汤不能通治手麻木不仁。四肢逆冷脉沉微的不仁，直接就用乌头桂枝汤更加有效，脉证相符，治疗更加精准。

十、发热

小柴胡汤证

案例 王某某，女，76 岁。初诊：2023 年 4 月 29 日。

[**主诉**] 夜间低热 5 天。

[**现病史**] 5 天前，患者无明显诱因出现每到夜间持续低热，体温在 37.6℃ 左右。伴口苦，心烦喜呕，不欲饮食，右胁痛。舌淡红、苔薄黄、舌底瘀滞，脉细弦。在重庆某医院住院治疗，症状改善不明显。

[**既往史**] 肺癌骨转移 3 年。

[**中医诊断**] 发热（少阳病）

[**处方**] 小柴胡汤加牡蛎。

北柴胡 24g，黄芩 9g，姜半夏 7g，人参 9g，大枣 6g，炙甘草 9g，生姜 25g，牡蛎 30g。2 剂，日 1 剂。

二诊：2023 年 5 月 1 日。患者服完初诊药后，体温正常，口苦消失，右胁痛、恶心缓解，但食欲仍差。效不更方，原方 5 剂，巩固治疗。

[**分析**] 该患者肺癌伴骨转移 3 年，夜间低热 5 天，在重庆某医院住院治疗，症状改善不明显。

从药证而言，胁痛对应柴胡证；不欲饮对应半夏证；不欲食对应人参证、生姜证；喜呕对应半夏证和生姜证；心烦、口苦对应黄芩证。所有药证推出方证小柴胡汤。

患者夜间低热属于发作有时、往来寒热，小柴胡汤主治有休作有时，脉弦，药证方证符合。加牡蛎是经验用药，对结节类疾病疗效好，且在这里有治胁下痛的作用，这也符合小柴胡汤的加减法。

[**思路提示**]

1. 药证思路

柴胡证：胸胁满；寒热往来。

黄芩证：少阳口苦；心烦。

半夏证：不欲饮；恶心呕吐。

人参证：不欲食。

生姜证：恶心呕吐。

2. 方证思路

《伤寒论》第 96 条：伤寒五六日中风，往来寒热，胸胁苦满，嘿嘿不欲饮食，心烦喜呕……小柴胡汤主之。

《伤寒论》第 97 条：休作有时，嘿嘿不欲饮食……小柴胡汤主之。

十一、身痛

（一）麻杏薏甘汤证

案例　孔某，女，22 岁。初诊：2023 年 7 月 8 日。

[主诉] 发热身痛 4 个月，下午加剧。

[现病史] 发热身痛，下午加剧，体温最高在 38℃，怕风无汗，手足热，喜冷饮，皮肤干燥，小便黄，腰酸疼，月经血块较多，舌底瘀滞，脉沉细。

[中医诊断] 痹证。

[处方] 麻杏苡甘汤加桃仁。

炙甘草 15g，麻黄 9g，薏苡仁 30g，苦杏仁 6g，桃仁 15g。3 剂，每日 1 剂。

二诊：2023 年 7 月 11 日。发热身痛明显缓解，体温正常，怕风消失，腰酸痛消失，效不更方，7 剂，巩固治疗。症状痊愈。

[分析] 发热身痛 4 个月，每到下午加剧，曾到西医院检查治疗，抗核抗体 1∶320，没有其他阳性检查指标，没有明确诊断，反复治疗无效，来诊前，需要每日服止痛药。患者怕风无汗、身痛，有表证，用麻黄剂。发热身痛有规律性，下午加剧，符合麻杏薏甘汤的"日晡所剧"。同时，患者肤燥、舌底瘀滞，加用桃仁化瘀。

[思路提示]

1. 药证思路

麻黄：诸多的疼痛，发热，无汗。

薏苡仁：痹痛，规律发作的痹痛。

2. 方证思路

根据《金匮要略》"病者一身尽疼，发热，日晡所剧者，名风湿。此病伤于汗出当风，或久伤取冷所致也，可与麻黄杏仁薏苡甘草汤。"方证药证对应，故选麻黄杏仁薏苡甘草汤。

（二）新加汤证

案例　苟某，女，36岁。初诊：2023年6月26日。

[主诉] 全身肌肉酸痛1天。

[既往史] 前天因饮食不洁，剧烈腹泻，小便数，汗出不止，一剂四逆汤后下利、汗出、小便数均好转。舌淡红，苔薄白，脉沉迟。

[中医诊断] 肌肉酸痛。

[处方] 新加汤原方。

人参15g，炙甘草10g，赤芍20g，生姜20g，桂枝15g，大枣10。2剂。

二诊：2023年6月27日。患者电话反馈，全身肌肉酸痛已经消失，不用再服药。

[分析] 讲一下新加汤治疗疼痛的应用。新加汤是桂枝加芍药生姜各一两人参三两，该患者6月24日因饮食不洁而腹泻且小便数、汗出不止，一剂四逆汤后下利、汗出、小便数均好转，之后是头痛、身痛，全身如电击般的感觉，新加汤一剂（1/6仲景剂量），1小时左右疼痛好转大半，晚上把剩下的喝了，第2日早上反馈好了百分之九十，有点儿蚁行感，补服小剂量新加汤一剂。

该病显然是因为津液丢失导致的疼痛，新加汤效果好，说明在临床上凡是因为津液丢失出现的疼痛，首选新加汤。新加汤的抓手是一定丢失了大量的津液，如过度跑步运动，剧烈运动之后，或者腹泻，小便多，汗出较多或者大小便多丢失了津液导致的一身疼痛。本患者因为前天腹泻，所以将白芍换成赤芍，防止腹泻。人参、生姜、甘草、大枣补充津液。

[思路提示]

1. 药证思路

芍药证：缓急止疼。

2. 方证思路

根据《伤寒论》第62条："发汗后，身疼痛，脉沉迟者，桂枝加芍药生姜各一两人参三两新加汤主之。"方证对应，结合药证，所以桂枝加芍药生姜各一两人参三两新加汤。

十二、易饥饿

抵当汤证

案例 邓某某，女，36岁。初诊：2023年4月28日。

[主诉] 易饥饿，身软3年。

[现病史] 3年前开始，患者无明显诱因出现易饥饿、身软，心慌汗出，近5天出现食后心下痞，少腹硬满，怕热，腰骶痛。舌底瘀滞，脉沉弱。

[中医诊断] 瘀血证。

[处方] 抵当汤。

桃仁10g，熟大黄15g，烫水蛭6g，土鳖虫10g。3剂，每日1剂。

二诊：2023年5月8日。患者服完初诊药后，易饥、身软等诸证好转。效不更方，原方5剂，巩固治疗。

[分析] 该患者主诉容易饥饿且饥饿之后身体发软、心慌、汗出3年，最近5天伴食后心下痞明显，怕热，腰骶痛，舌体瘀滞，脉沉弱。患者瘀血证明显，需要先治疗，其他症状可以暂时不管。从整体方证来（包括怕热）相当于是瘀热，用抵当汤。为什么不用大黄黄连泻心汤？因为它对瘀血证效果不好。

[思路提示]

1. 药证思路

水蛭：瘀血；健忘；消谷善饥；肌肤甲错。

2. 方证思路

《伤寒论》第257条：病人无表里证……合热则消谷喜饥……有瘀血，宜抵当汤。

十三、汗证

（一）桂枝加附子汤证

案例 刘某某，女，66岁。初诊：2023年6月16日。

[主诉] 恶寒、恶风、汗出6个月。

［现病史］恶寒、恶风、汗出6个月，易感冒虚汗，疲乏。舌淡红，苔薄白，脉沉微。

［中医诊断］少阴病。

［处方］桂枝加附子汤。

桂枝30g，赤芍15g，白芍15g，炙甘草20g，大枣20g，生姜30g，附片15g。7剂，每日1剂。

二诊：2023年6月18日。患者服完初诊药后，恶寒、恶风、汗出症状消失，效不更方，原方7剂，巩固治疗。

［分析］患者主诉恶寒恶风汗出易感冒，一般来说是桂枝汤证，但是疲乏、脉沉，少阴病体质，所以加附子。

［思路提示］

1. 药证思路

桂枝证：汗出，恶寒恶风。

附子证：但欲寐，体能低下；脉沉微。

2. 方证思路

《伤寒论》第20条：太阳病，发汗，遂漏不止，其人恶风，小便难，四肢微急，难以屈伸者，桂枝加附子汤主之。

（二）芪芍桂酒汤证

案例 刘某某，女，66岁。初诊：2023年7月22日。

［主诉］汗出多，黄汗黏手6个月。

［现病史］汗出多，黄汗黏手6个月，心悸，恶风畏寒，口渴，晨起口苦，头颈油腻。舌淡苔白，脉沉。

［中医诊断］太阳阳明合病。

［处方］芪芍桂酒汤。

黄芪50g，赤芍30g，桂枝30g，米醋50ml同煎。5剂，每日1剂。

二诊：2023年7月29日。患者服完初诊药后，黄汗出少，心悸、恶风明显改善，效不更方，原方7剂，巩固治疗。

［分析］患者主诉汗出多、黄汗黏手（大拇指和食指感觉像黏在一起一样），心悸，特别恶风、畏寒，伴有口渴症状，晨起口苦，头、颈部非常油腻。舌淡苔白，脉沉。

心悸、恶风、畏寒对应桂枝证；黄汗黏手很明显对应黄芪证。黄汗以汗出沾衣，色如黄柏汁。黄芪就是治疗黄汗的一味主药，如桂枝加黄芪汤、芪芍桂酒汤都是治疗黄汗的。口渴，苦酒是非常有效的。

　　口渴、黄汗沾衣，从整体的方证入手就是芪芍桂酒汤，不渴或同时脉浮缓，就是桂枝加黄芪汤。患者既有口渴、又有黄汗的症状，推断应该是芪芍桂酒汤，方证是非常明了的。

　　患者服药两三天，黄汗出少，心悸、恶风明显改善。方证对应，效果明显。

［**思路提示**］

1. **药证思路**

黄芪证：黄汗、多汗。

桂枝证：汗出，恶寒恶风；胸满，心悸，短气。

2. **方证思路**

《金匮要略》：以汗出入水中浴，水从汗孔入得之，宜芪芍桂酒汤主之。